過剰な医療が命を縮める

検診・手術・抗がん剤の前に読む「癌」の本

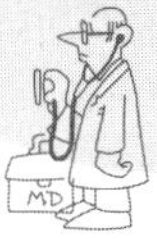

内科医● Matsumoto Mitsumasa
松本光正［著］

あっぷる出版社

はじめに

まずはじめに、この本は、「癌細胞は細胞の異常である。癌は転移する。なによりも癌は悪いものだ、人の命を奪うものだ」という現代医学の常識を念頭に書いています。

癌は早期発見、早期手術。抗がん剤で叩いて放射線で治療するべきだ！　と思い込んでいる人たちにこそ、お読みいただきたいと思っています。

世の中で大勢を占めているのが、こういう考え方です。

大学病院の医師も、町の病院やクリニックの医師も、早く見つけて早く手術すれば治る。治らなくても寿命は延びる。抗がん剤は効くもので、放射線も癌の治療には効果があると信じています。

もちろん、多くの国民もそれを信じこんでいます。

この本は、そういう人たちに向けて書きました。

私は、早期発見早期手術、抗がん剤や放射線治療で癌は治る、という考え方に疑問を持っています。

どの生物も、自分の個体の命を守ることが最優先課題です。そのために、さまざまな反応を準備しています。


風邪を引いて熱が出たり咳が出たりするのは、命を守るための反応です。

下痢をするのも、身体の中にある悪いものを外に出して命を守るための反応です。

身体がおこなっている反応は、すべて命を守るための反応です。

ひとつとして無駄なものはないのです。

暑くて汗をかくのは高温から命を守るため。

寒くて震えるのは低温から命を守るため。

転んでかさぶたができるのは血液が体外に流れてしまうのを防ぐため。

これらすべて、命を守るための反応です。地球の生命40億年の歴史です。40億年の中で、生き物は命を守る仕組みを進化向上させてきたのです。身体の反応にはぜーんぶ、意味があるのです。ぜーんぶ、命を守るためです。

これが、自然治癒力です。この力で、命が守られているのです。

もちろん、完全ではありません。発展途上にあります。

しかし、今が40億年間で一番いい状態であることは間違いありません。くどいようですが、身体の中で起こっていることは、すべて命を守るためにおこなわれていることです。

癌だけは、その例外なのでしょうか?

そんなことはありません。私は、癌もまた命を守るための自然治癒力の現れであり、けっして悪者ではないと考えています。悪ものどころか、癌を作ることによって、その人の命を守ろうとしているありがたい存在なのではないかというとらえ方です。

癌は、その中に個体の命を奪うさまざまな毒物を取りこんでそれ以上拡がらないようにする、ゴミ箱のような役目を担っている存在だと考えるからです。そのゴミ箱は、身体の一箇所に置かれていることもあれば、あちこちに置かれていることもあります。

もし、ゴミ箱を取り去ってしまったらどうなるでしょうか。ゴミの捨て場所はなくなります。捨てられるはずの毒物が、身体中に拡がってしまいます。

だから、手術しないほうがいいのです。抗がん剤や放射線で癌というゴミ箱を破壊してはいけませんよ、といいたいのです。抗がん剤や放射線は、それ自体がゴミであるともいえます。ゴミでゴミ箱を破壊しているようなものだと考えてみて下さい。

癌は身体を守るためのゴミ箱の役割を果たしている。

そう考えられる人にとっては、早期発見は大切です。

早期に発見して、早期に治療すればいいのです。

この場合の治療とは、もちろん手術や抗がん剤、放射線ではありません。

心の持ち方を明るく朗らかにすること。正直に、親切に、愉快に、プラス志向に変えていくこと。そして、ゴミがたくさん出るような食事をやめて、ゴミが出ない正しい食事をして、それ以上にゴミを増やさないことです。


そうすれば、癌は拡がりません。

癌で命を落とすこともありません。

癌は、生き方の問題だからです。


このように捉えられるならば、早期発見早期治療にはおおいに意味があります。

私はこれを、「癌性善説」もしくは「癌は命を守るゴミ箱説」と呼んでいます。

こういう考え方は、従来からあるものです。ただし、今のところ極めて少数意見です。

しかし、現代医学のように、癌を悪者だと捉えている限り、早期発見早期治療にはまったく意味がありません。癌は治りません。癌で死にます。
癌で死ぬのならまだしも、癌の治療で殺されます。
せっかく集めたゴミをふたたび捲き散らかす医学が、手術であり抗がん剤なのです。
ここをよーく考えてみて下さい。

この本は、身体のゴミ箱を壊し、ゴミを捲き散らかす手術至上主義、抗がん剤至上主義を貫く現代医学のあり方に向けて書いています。
手術は無意味だ、抗がん剤も放射線もいらない、と考える人には、きっとお役に立てると思います。

※この本で「癌」と書いているのは、内科医である私が直接、間接に関わった肺癌、食道癌、胃癌、大腸癌、膵臓癌、胆のう癌、子宮癌などの固形の「癌」のことです。耳鼻科や眼科、泌尿器科等の癌は含んでいません。

※本書は、２０１３年に刊行された『癌は治さなくていい』（長崎出版）に加筆・修正して再編集したものです。

目次

第1章

検診は受けるべきなのか

「癌」は切れば治る、早く発見すれば助かるとほとんどの人がそう思っています。ほとんどの医師もそう信じ込んでいます。

じつのところ、私も長いこと、そう信じていた医師の一人です。

でも、本当にそうなのでしょうか。


「癌」は切れば治る、早く発見すれば助かる、という誤解が、今日の日本の医療を壊しています。

医療だけでなく、個人の人生を壊しています。

個人の人生だけでなく家族の人生も壊しています。

「癌」の医療が、国民に大きな混乱と不幸を招いています。

「癌」に対する考え方を間違えると、本人も家族も周りの人も後悔にさいなまれます。

早く見つければよかった、あの治療にすればよかった、あれが悪かった、私がついていながら……。後悔の種はつきません。

「癌」への不安は計り知れません。

検診の結果を待つ不安、手術を待つ不安、転移の不安……。
「癌」になった人だけではありません。
いつか「癌」になるんじゃないかと怖れ、不安に苛まれている人もいます。
経済的な苦労もあります。
健診・検診でお金がかかります。
精密検査でまたお金。
「癌」と決まれば入院、手術、交通費その他諸々。
なんだかんだで、どんどんお金が出ていきます。
それだけではありません。藁にもすがりつきたいとあれやこれやと手を出します。
そこにつけ込んだ、とんでもない医療や情報があちこちにあふれています。
ワクチンだ、血清だ、健康食品だ、その他たくさんあります。
治療のために日本中を走り回ったり、外国に行ったりもします。
お金がいくらあっても足りません。

でも、本当の「癌」なら、なにをしても死にます。必ず死にます。
なにかをしたから命が延びた、ということはありません。

また、なにかをしなかったから早く死んだ、ということもありません。
そこを知ろうとしないから、医者も患者も、あれこれ手を出してしまうのです。
気の毒なぐらい、いろんなことに手を出します。
本当はそんなことをしても無駄なのに、誰もはっきりといいません。

一方で、科学は日々進化しています。
「癌」を発見する医学の進歩にも、目を見張るものがあります。
1㎜の癌さえ発見できます。
発見する医学だけが先行しているともいえます。
肝腎の、治せる医学、治す医学は、今のところありません。
「癌」を治せる医学は今のところない。
ここをしっかり捉えておく必要があります。
本当の「癌」になると、みんな死ぬのです。
いくらお金をかけても、治っていません。
お金持ちだろうが有名人だろうが、同じことです。

「癌」は手術すれば治るという期待は、ただの期待です。思い込みです。根拠はありません。

思い込みだけの、なんの科学的根拠もない医療に振り回されず、しっかり大地を踏みしめましょう。

辛いけれども、覚悟が必要です。

前向きの、積極的な覚悟です。

「癌」に振り回されるほど、人生は哀れなものになります。

寿命を延ばしたい、延ばしたいと思って検診を受けまくり、多くの治療を試みようとすればするほど、結果は逆の方向に進んでしまいます。

手術をすれば治ると思っていると、これも結果は逆の方向に進んでしまいます。

「癌」は治る。

「癌」は早期発見が大事。

こういった本が巷にはあふれています。

「癌」は検診には向かない。

早期発見しても治療には繋がらない。

手術をしたほうが早く死ぬ。

抗がん剤は使用すべきでない。


こういう本はあまりありませんでしたが、最近は増えてきました。増えてはきたのはいいことですが、一般の方には少し難しいものが多いのではないかと思います。


私は長年、町の医者として、たくさんの患者さんと関わってきました。癌についての質問もたくさん受けてきました。

「なるほどそうか。だから早く見つけても、手術をしてもしょうがないのだな」と胸にすとんと落ちるような、一般の方にもわかりやすい本を書いてみようと思いました。

一人でも多くの方が、ああそうだったのか、早期発見しても無駄なのか、手術をしても意味がないのか、それならもう、検診はやめよう、抗がん剤もやめよう、と思っていただければ、これに勝る喜びはありません。

この本は、私の診療所にやってくる多くの患者さんとの、診察でのやりとりを元にしています。本文中では「患者さん」としていますが、特定のモデルではありませんので、この本をお読みの、あなた自身のこととして捉えていただければ幸いです。

がん検診

「胃のレントゲン検査、受けた方がいいでしょうか?」

健康診断の時期になると、多くの人が私のところにやってきてこう聞いてきます。今日も、顔なじみの患者さんが一人、私のところにやってこられました。

患者さん 先生、来週、検診があるんですけど、胃のレントゲンも受けたほうがいいでしょうか?

受けなくてもいいですよ。

患者さん
え？　受けなくていい？　てっきり、受けたほうがいいといわれるとばかり思ってました。意外です。

私のところに来られる患者さんは、だいたいこう考えています。ほとんどの人はもともと検診を受けるつもりなんですね。さらに医師（私）から、「受けたほうがいいですよ」というお墨付きをもらいたいんです。「受けなくてもいいですよ」と答えられると、だいたい意外な顔をしますよ。

患者さん
でも、どうして受けなくてもいいんですか？

では、胃のレントゲンを受けたほうがいいというのはなぜでしょうか？　早くに胃癌を見つけて早く手術したほうがいい、と思い込まされてはいませんか？　実はそこが違うのです。受けても受けなくても同じです。手術してもしなくても同じなのです。

患者さん

ちょっと待って下さい先生。早く胃癌を見つけて、早く手術した方がいいんじゃないですか？　手術してもしなくても同じなんていう話は初めて聞きましたよ。私の友人で、検診で胃癌を見つけて、すぐに手術してその後10年か15年生きたっていう人もいるんですけど、これなんか早期発見の効果じゃないんでしょうか？

結論をいえば、手術はしなくていいと思いますよ。「手術すれば助かる」という思い込みのほうが問題です。しかも、患者さんだけでなく、医師までがそう思い込んでいることもありますから。早期発見、手術で10年生きた15年生きた、なんていう話は私も時々聞きます。しかし、それはおそらく「癌」ではなかったのだと思います。いや、「癌ではない」というのは言いすぎかもしれません。実際に、本当の癌が治るというケースはあるでしょう。ただ、あったとしてもそれは非常に珍しいケースです。滅多にないことだと思います。

私は40年以上年医者をやっていますが、これまで進行の癌が治ったという人は見たことがありません。1例もありません。もしかすると、私の手を離れた患者さんで、本当に治った方がおられるかもしれません。しかし、知っている限りでは1人もいません。

「癌」を宣告されて10年生きた、15年生きた、という話を聞きますが、それは本当の癌ではなかったんだと思いますよ。

「癌」とはなにか

患者さん　本当の癌ということは、嘘の癌もあるってことですか？　わかりやすく説明してもらえませんか？

「癌」というのは悪性腫瘍ということです。腫瘍というのは、わかりやすくいえば「できもの」ですね。おできだと思ってもらって構いません。

ご存知のとおり、腫瘍には、「良性の腫瘍」と「悪性の腫瘍」があります。絶対ではありませんが、西洋医学的な治療ではほとんどの場合命が奪われてしまう、そういう腫瘍を悪性腫瘍と呼びます。

良性というのは、ほとんどの場合、腫瘍ができた場所、そこだけにとどまっていて、命に関係のない腫瘍です。別な言い方をすると、できたその場所から離れたところに飛んでいって、またそこでこぶや腫瘍をつくることをしないただの「できもの」です。

できた場所だけにとどまっているなら、いくら大きくなってもほとんどの場合、良性です。大きくなっても命に別状ないか、その腫瘍を取り除いてしまえば死にません。たとえば、いぼとか、うおのめ、子宮筋腫、こぶとり爺さんのほっぺたのこぶのようなものです。

体の他の場所に飛んでいくことはないし、そこにあったって命に別状ないもの、それが良性の腫瘍です。

こぶとり爺さんのほっぺたのこぶは、いくら大きくなっても、そのこぶの一部が脳に飛んでいったり、肺に飛んでいったりしません。飛んでいって、ほっぺたのこぶと同じものをその場所に作ったりはしません。その腫瘍では命を落とさないから、腫瘍のなかでも良性腫瘍というのです。悪性腫瘍、「癌」とは呼ばないのです。

この場合の飛ぶというのは、腫瘍の組織や細胞がこぶを離れて、他の場所にいって、その場所で、またこぶを作ることです。

見て下さい。私の左のほっぺたにはいぼがあります。結構目立つでしょう。これは子供の頃からありますが、なにか悪さをするわけではありません。このいぼの細胞が肺に飛んでいったり、肝臓に飛んでいって肺や肝臓で大きくなった（増殖した）ということは一度もありません。何十年、同じ所にいます。ただ、少しずつ大きくなっているようです。でも私の命には全く関係ありません。だからこれは良性腫瘍です。

患者さん　いぼなら私にも、それも子供の頃からあるんですよね。最近少し大きくなってきたんですけど、大丈夫なんでしょうか？

子どもの頃からあるものなら心配はいらないと思いますよ。

患者さん　そうですか、ちょっと安心しました。最近、気になってたんですよね。でも、いぼで死なないということはわかりましたけど、悪性腫瘍だとなんで死ぬんですか？

転移とはなにか

悪性というのは、普通のいぼやうおのめ、こぶとり爺さんのこぶと違って、腫瘍が生まれたそこの場所だけにとどまらず、腫瘍の細胞があちこちに飛んでいって、そこでも、こぶやいぼ、うおのめを作っていくようなもののことです。そして、飛んでいった場所で、

そのこぶやいぼがどんどん大きく育っていくことです。
　こぶとり爺さんのこぶがもし悪性腫瘍ならば、ほっぺただけで大きくなるのではなく、頭でも肺でも肝臓でも、どこにでも飛んでいって、またそこで、ほっぺたと同じこぶを作るのです。そしてそれがどんどん大きくなるのです。これが頭の中で大きくなると脳腫瘍になります。

患者さん　でも、それは手術でとればいいってことですよね？

　頭の中にこぶが１つしかできていなければ、それも可能かもしれませんね。しかし、２つも３つも、あるいは10個も20個もできていたらどうでしょう？　頭の中だけでなく、肺や肝臓、膵臓など他の臓器にできていたら？　ひとつひとつとることなんて不可能です。小さい腫瘍が１００も２００もあって、しかもどこにあるかもわからない。いくら頑張ってもとりきれるものじゃありません。
　完全にとることができないから、死ぬのです。死ぬから悪性なのです。

患者さん　ちょっと待って下さい。腫瘍があちこちに飛んだらどうして死ぬんですか？

あちこちに飛んで大きくなって、そこに元々ある臓器を壊してしまうのです。頭の中に飛べば脳が破壊されます。脳が破壊されれば呼吸の中枢も心臓の中枢も壊れるので、コントロール不能になります。

肝臓に飛んで、沢山のこぶが大きくなれば肝臓の細胞は働かなくなるし、肝臓の細胞そのものもなくなってしまいます。肝臓が働かなくなったり、なくなれば人間は死にます。肝臓の機能は多岐にわたります。人間の身体の工場みたいなものです。それも一大工場、コンビナートのようなものです。工場がなくなれば日本の経済は麻痺しますが、それと同じことです。

肺に飛べば、元々ある肺の組織がどんどん少なくなり酸素を吸えなくなり、炭酸ガスを出せなくなります。要するに呼吸ができなくなります。呼吸ができなくなるから、これまた死にます。

腎臓に飛べば、腎臓の組織や働きが壊されて、おしっこが出せなくなります。おしっこが十分出せなければ、尿毒症ですね。身体中に老廃物が貯まって、死にます。

骨に飛べば血液ができなくなり、貧血になり、酸素が運べません。酸素が運べなければ呼吸困難に陥ります。血液の中の白血球も少なくなりますから、免疫の働きが落ちます。

そうなると大変ですよ。白血球は人間の身体にとって兵隊のようなもので、外敵が入ってきたら戦わなければいけないのに、その兵隊がいないのですから大変です。人間の身体の周りは外敵ばかりですからね。肺炎を起こす外敵が侵入すれば肺炎になります。肺炎になれば、すぐに死にます。

虫歯のばい菌だって馬鹿にしてはいけません。白血球がいなければ身体中に拡がります。それだけで人は死んでしまいます。

もちろん骨に転移すれば、それが背骨であれば神経を圧迫して、強い痛みにもつながります。それだけで人間は衰弱します。腸に飛べば食べ物は吸収できなくなります。栄養失調になります。膵臓に飛べば、膵臓の機能がなくなり、血糖のコントロールができず、糖分がきちんと身体にまわりません。

「癌」が飛ぶというのはそういうことです。飛んでいって大きくなり、そこの臓器を壊してしまうのです。

臓器を壊すということは、その臓器がなくなるのと同じです。いくら点滴して栄養を補給してもだめだということになります。

私がいっている「飛ぶ」というのはそういうことなのです。腫瘍があちこちに飛ぶから「悪性」なのです。飛ぶだけでなく、飛んでいって、そこで大きくなるのです。元々ある臓器を壊してしまうのです。そのために、身体は生きられなくて死んでしまうのです。

患者さん　命を奪わなければ良性、その腫瘍が原因で命が奪われるから悪性と呼ぶんですね。

腫瘍が飛ぶことを、医学的には「転移」といいます。読んで字の如く、転々とあちこちに飛びうつってたくさんの基地を作ることです。空を飛ぶ「雁」という鳥がいるでしょう？　あれと同じです。飛ぶから「がん」というのです。

患者さん　急にダジャレいわないで下さいよ。

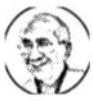
ハハハハ、この「飛ぶ」ということが大切なのです。悪性腫瘍、すなわち「癌」です。「癌」というのは転移する腫瘍のことだと考えていいと思います。腫瘍をふたつに分けて転移しないものは「良性腫瘍」。転移するものを「悪性腫瘍＝癌」と呼ぶのが決まりなのです。

たとえば、良性の腫瘍が胃の中にできたとします。良性ですから、大きくなっていくとしても胃の中だけです。それだけでは命に別状はありません。胃の中をふさぐほど大きくなったら腸に食事が流れなくなりますが、その場合は手術をして取り除けばいいのです。胃の中だけなら簡単な手術です。うまくいけば日帰りだって可能です。

手術が嫌だったら、点滴という方法もあります。血管から栄養や水が入れば死にません。点滴だけだけでも、上手にやれば5年や10年は生きますからね。

点滴でなく、直接、皮膚の上から腸や胃に穴を開けてビニールの管を通す方法もあります。これを胃婁《いろう》といいます。

ただ、悪性腫瘍であれば、いくら点滴を続けていても、死にます。それが本当の癌なんです。胃の中だけでなく、あちこち飛んでいって、肺や、肝臓や膵臓、骨などを壊していきます。脳だって破壊するんですから、胃の中に食事を流し込んでも意味がないわけです。

患者さん　なんだか頭がこんがらがってきました。ちょっと整理させて下さい。胃の中だけで大きくなるのなら、いくら大きくなっても命に別状ないわけですよね。

そうです。胃の中でいくら大きくなっても、それで死にはしません。

患者さん　いくら大きくなっても命に別状なければ、悪性ではなく、良性っていうことですか。

そうです、命に関係ないのですから、良性ですよ。でもこの腫瘍の細胞があちこちに飛んでいって、そこでもたくさんの腫瘍を作り、それぞれがどんどん大きくなったらどうします？　あちこちですよ。１カ所じゃないのです。

患者さん　どうしますって、あちこちに沢山の癌のかたまりができるんだから……胃だけ手術しても無駄ということですよね。

そのとおりです。それが大事なところです。胃癌の手術というのは胃の腫瘍だけ切り取ることです。だけど、頭にも肺にも肝臓にも腫瘍は飛んでいて、それも１つや２つでなく、何十、何百とあるものを、胃の中の腫瘍だけ手術してとったって意味がないわけです。

患者さん　そりゃそうですね。だけど、私の友人で、胃の腫瘍をとって10年以上生きた人がいるんですけど、これはどう考えればいいんでしょう？

胃の腫瘍だけとって、それで死なないで生きているということは、胃以外に転移がなかったのですから、それは「癌」ではなかったということです。

患者さん　え？　癌じゃなかった……？

今の日本ではほとんどの場合、「癌」が飛ぶのは先の話で、まず周りにじわじわと拡がっていくと考えていますから、おそらくその手術は、胃の中の腫瘍と周りのリンパ節だけを切りとったということでしょう。

胃の腫瘍と周りのリンパ節だけをとって10年以上生きているということは、奇跡的に遠くに飛んでいった癌細胞、癌組織が自然に消えたか、あるいは飛んでいなかったということですよ。

遠くに飛んでいなかったら、それは悪性の腫瘍、「癌」ではなかったということでしょう。飛ばない腫瘍、すなわち良性の腫瘍だったのだろうと思います。

身体中に飛び散っている小さい「癌」も全部手術でとったということであれば別ですが、そんな名医は世界中どこにもいません。

奇跡的に、遠くに転移した「癌」が、本体の胃癌を手術したために自然に治ったかもしれません。その可能性はゼロではありません。

新しい考え方では、幹細胞というのが転移を強く起こしているし、転移先で悪さをすると考えられています。癌の塊全てが同じものではなく、親分の癌細胞と子分の癌細胞があり、親分のほうを幹細胞と呼び、これを起源として「癌」が発生するという訳です。

ただ、普通に考えると胃の腫瘍だけをとって生きているということは、転移がなかったのだろうと思います。

患者さん　手術後に抗がん剤を使ったみたいですけど、それが効いたっていうことはないんでしょうか。

抗がん剤が効くという考え方が根強くありますが、現時点ではまずないでしょう。胃癌に効く薬はないと思いますよ。なのに、医者は抗がん剤をやりたがりますね。その結果、多くの人が苦しんで苦しんで死ぬんです。抗がん剤については、後でくわしくお話します。

「癌」の成長

患者さん　でも先生、転移する前に手術をしたから生きているという考えはないんでしょうか？　てっきりそれが当たり前だと思っていましたけど？

するどい質問ですね。「癌」が飛ぶ前、転移の前に手術したから生きていたということは考えられないことはないでしょう。しかし、それは万にひとつというか、非常に珍しいケースだと思われます。

ほとんどの場合、「癌」というものは極めて初期に飛んでいくといわれています。極めて初期というのは、「癌」が人間の目に見えないくらいの時期です。

目に見えないくらいですから、胃カメラをやろうが、レントゲンを撮ろうがＰＥＴをやろうが発見はできません。発見できないものは手術できません。発見されたから手術するのです。逆にいえば、発見できるほどに大きくなっていたということです。

問題は、目に見える大きさになっていても、まだ転移はしていないと考える医師がいるということです。

患者さん　私みたいな素人はともかく、どうしてお医者さんがそう思ってしまうんでしょうね。

繰り返しますが、目に見えている大きさまで「癌」は育っているが、まだ、そこだけに「癌」は留まっていて、他には転移してないと思い込んでいる。だから手術をするのです。手術をすれば、そこには、「癌」はなくなります。「癌」がなくなったのだからもう転移はしない。転移しないから、完全治癒した。治癒させたと思っているのです。目に見える腫瘍はとった、手術は成功した。だから、治ったんだ。ということです。

手術を勧める医者はそう考えていることが多いと思います。そう考えているから、手術をしたがるともいえます。

私にしても、十数年前まではそう考えていましたから、手術したがる医者の気持ちはわかります。今ではおおいに反省していますけれどもね。患者さんに胃癌が見つかれば、すぐに手術しなくてはいけないと思い込んでいましたから。それこそ1日を争って手術に回したもんですよ。今思うと、なんとバカなことをしたのかと思います。

「癌」なんですから、もうとっくに飛んでいるんです。1日や2日、1カ月や2カ月遅れようが遅れまいが同じだってことがわかっていなかったんですね、私も。飛ぶ前に手術しなきゃならない、そう思い込んでいました。

患者さん　1日を争ってもムダってことですか……。しかしそうすると「癌」が飛ぶのはいつなんでしょうか?

そうなんです。「癌」が飛ぶのはいつなのかを考えればいいのです。そのためにはまず、「癌」の成り立ちを考えてみましょう。

人間の身体には60兆個の細胞があります。そしてこの細胞は常に新しい細胞を作りだしています。新しい細胞は自分と同じ細胞を複製することによって新しくしています。ところが、正確に複製できればいいのですが、様々な原因でそれができなくなることがあります。つまり、写しそこないができます。それが癌細胞といわれています。最近、違うという意見もありますけれども。

なぜ写しそこないができるのかというと、ここは難しいです。

加齢現象という学者もいますが、必ずしもそうではなさそうです。加齢現象であれば、「癌」の潜伏期間が20年、30年ということが説明しにくいんですね。40代、50代で「癌」

が発生するから、50代、70代で「癌」が発見されるのです。「癌」が作られるのは意外に若いときなんです。老化、加齢現象とすると間違ってきます。

　ストレス説もありますね。ストレスが「癌」を生み出すひとつの大きな原因と考えられています。実際、人間の身体には多ければ毎日１万個の「写しそこない」ができているといわれています。なのに「癌」にならないのは、その癌細胞のほとんどを、リンパ球の中にあるナチュラルキラー細胞（ＮＫ細胞）などが壊してくれているからです。

　このＮＫ細胞を活性化させてくれるのが、「笑い」です。つまり、プラス思考ですね。笑いが一番の癌予防というのは、あながち間違いでもなさそうです。これについては、後ほど詳しくお話しします。

　ＮＫ細胞は、だいたいが癌細胞を消してくれるのですが、何かの拍子に身体の中の癌細胞が１つ２つ消えずに残ることがあります。この癌細胞の１つが、２つに分裂します。２つが４つに分裂します。４つは８つ、８つは16、は32、32は64、64は１２８と増えていきます。20回分裂を繰り返すと百万個の癌細胞の塊ができます。

　では、百万個の癌細胞の塊の大きさとはどれぐらいでしょうか？　わずか１㎜です。１㎜の大きさの癌なんてなかなか見つけられません。胃カメラでよーく見ても、１㎜の10倍の１㎝の大きさの「癌」でも見つけるのはかなり難しいでしょう。

1㎝の大きさの「癌」の中に癌細胞がいくつあるかというと、約1億個です。百万個の癌細胞がさらに7回分裂することになります。これでも1㎝、2㎝になってようやく見えてくるというところでしょう。

患者さん　癌が目で見られるようになるころには、癌細胞はもう何億個もの塊になっているっていうことなんですね。

癌の時間学　転移の時期

さて、そこで転移の話です。癌細胞がいつ飛ぶか、ということですね。これは、「癌」を考える際に最重要な問題だと思います。

1㎜やそこらのときに他の臓器に飛んでいたら、早期発見には意味がありません。手術してそこだけ取り除いたって意味がないわけですから。

失礼ながら、患者さんのような、医師でもない方でも転移の時期ということを考えます。それなのに、プロである医師が、そこに気づかないのは実におかしな話だと思います。そこに疑問をもてば「癌」を手術しようなんて気がおきないはずですなんですね。「癌」はもっともっと大きくなってから転移するものだと思い込んでいるわけです。人間はいちど信じこんでしまうとなかなか考え方を変えられない生き物ですが、それにしてもおかしな話です。

ひとつには、末期にしか、転移というものが見られないからでしょうか。しかし、末期の癌というのは、転移しているから末期というのです。逆にいえば転移は末期にしか目で見ることができませんから、早期に転移しているとは考えていなかったのでしょう。目で見えているものを転移していると、思っているんでしょう。目に見えない1㎜のものは見えないから転移しているとは思わなかったのです。恥ずかしい話ですが、私自身も、そう考えていました。

患者さん　癌細胞1つが分裂して2つになるにはどれくらいの日数がかかるんでしょう?

　いい質問ですね。そこが問題なんです。

癌の時間学という学問の分野があります。

患者さん　癌の時間学？　聞いたことありませんね。

それはそうでしょうね。医者だってあんまり知らないと思います。

これは、「癌」の成長速度を調べる学問です。「癌」というものが大きくなる時間です。

それによると癌が2倍になるには、平均で3カ月といわれています。

1つの癌細胞が2倍になるのに3カ月。4倍になるには更に3カ月。

1㎝の大きさになるのに平均で90カ月。7年以上かかるといわれています。

患者さん　7年もかかって、たったの1㎝なんですか？　ということは、7年たっても見つけられないんじゃないですか？

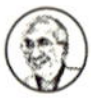

そうなんですよ。これは専門外の医師が知らないとしてもまあしょうがないでしょう。
ところが「癌」の専門の医師が知らないのです。知らないから、手術するのです。
7年もかかってできてきた「癌」ですよ。7年の間に飛ばなかったら、つまり転移しなかったら、それはもう悪性の腫瘍ではないでしょう。飛ばなかったのですから、良性ですよ。

患者さん　7年では飛ばなかったが、8年目に飛ぶということはないんでしょうか？

　7年たって飛ばなかったものが8年目に飛ぶということはまずないといわれています。7年目までは良性で8年目からいきなり悪性になるわけではないということです。そうではなくて、ほとんどの「癌」は、「癌」が1㎜ほどのうちに、つまり20回分裂する間に飛ぶとされています。

　人の目で「癌」として発見される1㎝か2㎝になるころには、本当の「癌」なら間違いなく、身体中にばらばらと飛んでいるんですよ。そんなに早い時期に、もう飛んでいるんです。これを、世間では「手遅れ」といいますが、それをいうなら、「癌」として発見される数年前には、もう手遅れの状態だといえます。

　飛んでいるという表現をしましたが、むしろ、飛び散っているといったほうがいいでしょう。それも極めて早期にです。「癌」が飛び散る様を、タンポポの綿毛に例えている学者もおられます。

患者さん　タンポポの綿毛というと、風にのってあちこちに飛んでいくあれですね。どこに飛んでいくかなんてわからないってことですか？

そうです。だから、いくら周りのリンパ節をとったとしても、胃の中の「癌」だけ手術したってしょうがないのです。目に見える大きさの時期に手術したって、とっくに他の場所に飛び散っているわけですから。手術して10年生きました、15年生きました、よく聞きますが、そもそも腫瘍が飛んでいなかったということなんですね。

飛ぶ腫瘍を「癌」と呼び、飛ばないものは「癌」と呼ばないというのが「癌」の定義ですから、その人の腫瘍は飛んでいなかったのですから、良性腫瘍だったのでしょうというわけです。

患者さん　転移していなかったから、10年生きていた……そういうことですか。

別な言い方をすると、手術後10年生きているということは、「癌」ではなかったということですね。これは手術した人にとっては気が楽になりますよ。自分のは「癌」だと思っていたのに「癌」ではなかった。これはうれしいですね。枕を高くして寝られます。

実際、私のところの患者さんでも、「癌」だったと思ってびくびくして生きていた人が、「癌」ではなく良性腫瘍ですよといわれて、安心したという人は多いですね。

この間も、「癌」の診断を受けて、転移したらどうしようどうしようと、15年も不安な日々を送っていた患者さんがいて、心から感謝されましたよ。

本当の「癌」とがんもどき

患者さん　でも、そうだとすると、なぜお医者さんは「癌」だというんでしょうか？

ウソをついているのでありませんよ。癌の診断は、たとえば、胃カメラをして、その時、胃の中から、「癌」と思われる細胞や組織を採ってきます。その細胞や組織を、専門の医師や検査技師が顕微鏡で見て、これは「癌」だ、これは「癌」ではないと判断するのです。

患者さん 目で見て判断してるんですか？　血液検査とか、他の検査で、これは「癌」でこれは「癌」ではないと判断しているのかと思っていました。

そうです、ほとんどの場合、目だけで判断しているのです。ご友人の胃の組織もそうやって判断されたのでしょう。その結果、「癌」と判断されたのです。だから手術にまわされたんですね。しかし、「癌」と判断された中でも、本当の「癌」と、そうでない「癌」があるのです。

患者さん 本当の「癌」とそうでない「癌」があるっていうのは最初のほうでも出てきましたけど、折角だからもう少し説明してくれませんか？

「癌」の診断は、先ほどのように人間の目で判断しています。「癌」は小さいので顕微鏡を使います。顕微鏡で細胞や、細胞の集合体の組織というものを見るのです。細胞が癌化してないか、組織が癌性の変化をしてないか、顕微鏡で見るのです。ただし、顕微鏡で見たとき、本当の「癌」と、そうでない「癌」、どちらも「癌」に見えるのです。

飛ばない、うその「癌」と、飛ぶ、本当の「癌」は、今の医学では区別がつかないのです。同じに見えるのです。そこにできた組織が、うその「癌」か本当の「癌」かを調べるには、おそらく遺伝子レベルの話になってくると思います。

患者さん　つまり、体のあちこちに飛んでいく悪性のものと、良性のものとの区別がつかないってことですか？

それが現代の医学の限界なのです。本当の「癌」は、先ほどお話ししたように、胃の中だけに留まらずに、あちこちに飛んでいくやつです。転移するものです。

もうひとつが「癌」のように見えて「癌」でないもの、すなわち胃の中だけにいて、どんなに大きくなっても外に飛んでいかないもの、転移しないものです。転移してないものは「良性の腫瘍」と呼ぶ約束ですから、「良性の腫瘍」でしょうというわけです。

患者さん　それにしても、区別できるようにならないんでしょうか？

それができればいいのですが、今のところ、わかるのは後になってからなんです。つまり飛んでいなければ、癌の姿をしていたけれども「良性の腫瘍」というわけです。飛んでいれば、癌の姿をした、まさしく「悪性の腫瘍」すなわち「癌」です。後になって振り返ってみて初めて、良性、悪性の区別がつくのですよ。初期の段階、細胞や組織を顕微鏡でみている段階では、両方とも同じ姿をしているのです。何度もいいますが、今の医学はここが限界なのです。

患者さん なるほど、だから今の医学では「癌」になるとなんでもかんでも手術ってことになってしまうわけですか……。

そうです。本当の「癌」かうその「癌」か、発見したときにはわからない。だから手術するのです。

たとえば、胃癌は胃だけにできているわけではありません。「胃癌」という名前こそついていますが、胃癌は胃だけの「癌」ではなく、胃から出た「全身癌」なんです。これは他の「癌」にもいえることです。肺癌は肺だけの「癌」ではなく、肺から出た「全身癌」だということです。手術をしても、放っておいても、結果は同じなのです。

患者さん　なるほど。飛ぶ前に手術をしたから生きていられるんだと思い込んでいましたよ。ということは、手術に意味はないわけですか？

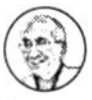
そうですね。むしろ、手術をしなかったらもっと長生きしたのに、ということもあるかもしれません。「癌」のように見えるが「癌」ではなかったという例は意外に多いのです。そういう紛らわしいものを「がんもどき」と呼んでいる学者がおられます。慶應大学の近藤誠先生という方です。

患者さん　「がんもどき」ですか。漢字で書くと「雁擬き」ですね。

うその「癌」がどんどん発見されて手術されています。その結果、さあ5年生きました、10年生きました。だから早期に発見して早期に手術しましょう、そうすれば「癌」は治りますよ、ということになります。

患者さん　でも、転移してないわけだから、手術したってしなくたって同じってことですよね？

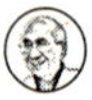

そうです、手術する必要はないんですよ。「癌」のように見えても、「癌」ではないんですから。放っておいても命になんら関係ないのですから、手術したってしようがないのです。

かえって手術したほうが危険ですよ。「癌」でもない腫瘍を「癌」だとされて多くの命が奪われているのではないでしょうか。命までは奪われなくても、手術となれば大変です。お金もつかいます。日々不安です。痛い思いをさせられて、とらなくてもよい臓器をとられて、人工肛門にさせられて、不自由だし、大変ですよ。

ところが、医師も患者も間違った常識を信じている人が多いので、それで命が助かってよかった！　なんて思いこんでいるのです。

患者は「手術のお陰で治った！」と思い込む。医師は「患者さんを救った！」と思い込んでいるのです。

患者さん

ちょっと待って下さい。そうなると、本当の、転移する腫瘍、「癌」だって手術する必要があるんでしょうか？　必要はないというか、してもしようがないような気がしてきました。

だって、胃の中だけかと思うから胃を切り取る手術をするということでしょう？　でもそれが本当の「癌」だったら、あちこち、頭や肺や肝臓や膵臓に癌細胞は飛んでいるわけですから、胃だけ手術をしても無駄っていうことですよね。

そうです、それが正しい考え方だと思いますよ。素人だってそう思うのに、医師はそう思わないのですよ。手術して、そこだけとれば命は助かると信じているのです。だから手術したがるのです。それも1日も早く手術しようといいます。患者や家族もそう思い込んでいる人が多いようです。

もう全身に散らばっているのに、1日や2日を争ってどうするんでしょうか。たとえ1週間でも2週間でも、1カ月でも2カ月でも同じですよ。そこまで大きくなるのに何年もかかっているんですから、1日や2日を争っても意味がないんです。私も医者ですが、医師たちがそう考えないことが不思議です。

患者さん

でも、友だちの時もそうだったんですけど、手術が終わって、お医者さんが私たちの前で手術の様子を説明してくれたんですね。「全部診ましたが、どこにも転移はありませんでした」といわれましたよ。

ここまでお話ししてきて、「どこにも転移がなかった」というのはおかしいと思いませんか？

ばらばらと転移していても、それが1㎜の大きさだったら目で見てもわかりませんよ。100万個の癌細胞があっても大きさは1㎜しかありません。0・1㎜や0・2㎜だったら見たぐらいじゃ全然わかりませんよ。その大きさでも癌細胞は1万個や2万個はあります。それを、「全部見ましたが、ありませんでした」ということ自体がおかしいのです。目で見えるものだけが転移ではないのです。

だから、「手術は成功しました」「転移はありませんでした」という人が、半年後、1年後にばたばたと死ぬんですよ。

患者さん

私のおじさんも胃癌だったんですね。手術後、お医者さんに、転移はありませんでした、手術は成功ですといわれたんですが、半年後に亡くなりました。

残念ながら、それは本当の「癌」だったのですよ。だから、亡くなったのです。

そもそも、「手術は成功です」ということがおかしいのです。成功ではなく、そこにある腫瘍の固まりだけはとることができただけなんです。でも、これが今の日本の医師の姿ですよ。残念ですが。

手術は無駄なのか

患者さん　そうなると、本当の「癌」でもその「癌」でも、どちらにしても手術はムダということですか？

そうですね、私はやめたほうがいいと思っています。苦しい思いをするだけで、どちらにしても無駄なことですから。

患者さん　絶対にムダですか？

絶対かと聞かれると困ってしまいますね（苦笑）。何事に対しても、絶対と言い切るのは難しいことです。
たとえば、本当の胃癌でも、「がんもどき」の胃癌でも、食事が通らなくなっている状態なら、それを取り除く手術は必要ですよ。大腸癌などは、本当の大腸癌であっても「がんもどき」の大腸癌であっても、腸を塞いでいる状態、即ち腸閉塞を起こしている、あるいは起こしかねない状態なら、それを治す手術は必要です。つまっている状態を取り除く、いわゆる対症療法であっても手術は必要です。口中の腫瘍や、大きな子宮筋腫などもそうかもしれません。ただし、あちこちのリンパ節を取り除くような、本当の「癌」の手術は必要ないのです。

患者さん　なるほど、苦しみをとる手術は必要というわけですね。

手術は無駄だといいましたが、無駄ならまだましです。無駄という言い方には、やってもやらなくても同じだという意味がありますが、同じではないのです。手術するほうがはるかに損ですね。害ですね。

患者さん　え？　損とか害とまでいわれるとまたびっくりですね。どういうことなんですか？

まず、手術で死ぬかもしれません。

患者さん　え？　手術で死ぬ？

はい。手術台の上で死なないなんて保証はどこにもありませんよ。手術のあと、1週間や2週間で亡くなる人は案外多いのです。手術後、2週間以内に死亡すれば手術死です。いわゆる手術の失敗ですね。2週間を過ぎたって、3カ月や半年で死ねば、やはり手術死といえるかもしれません。結構あることなのですが、皆さんそのことをあまり知らないですね。

患者さん　そういえば、私の知り合いも手術してから2週間ほどで亡くなった人がいますね。

私にも苦い経験があります。患者さんで、手術を勧めた人が2週間以内に亡くなった例が3つはありますね。手術は怖いですよ。決して安全ではありませんから。普段、空気に曝されていない臓器が空気に触れ、光に曝されるわけです。これだけでも大変な害ですね。手術を待つ間の心の不安、これもいやですよ。身体を切り開いて、臓器を削り取られるのですから。体への負担は大きいですし、色々な障害が出てきますよ。
肺を手術したなら、呼吸は苦しくなるだろうし、胃をとれば食事のたびに不快でしょうし、人工肛門になったり、そりゃ大変ですよ。便が肛門から出ないんですよ。お腹から出てくるんですよ。考えただけでも大変でしょう。おっぱいだってなくなってしまうのです。そう考えると、手術は無駄だった、なんていう生やさしい話ではなくなります。

患者さん 考えてみればそうですよね。足一本骨折して入院しても大変なのに、「癌」の手術ですからね……。

「癌」の手術なんて大きな間違いですよ。私は「なんで手術するんですか?」って皆さんに訴えています。でも、なかなかわかっていただけませんね。白い目で見られてしまいますね（苦笑）。

患者さん 白い目で見られるだけならまだいいですよ。そのうち石ぶつけられますよ（笑）。

もうぶつけられていますけどね（笑）。

リンパ節・浸潤

患者さん ところで、「癌」の手術になるとよく、リンパ節をとったとらないといいますね。リンパ節をとるっていうのはどういうことなんですか？

リンパ節というのは、血液を流す血管とは別に、組織の中の液体や組織液、リンパ液を流すリンパ管という管が体中に敷き詰められているのですが、そのリンパ管が設けている関所のようなものです。癌細胞が転移するときはまずこのリンパ管を通ると考えられています。

異物がくると、このリンパ節という関所で止められるのです。止められて、そこで癌細胞が壊されると考えられています。しかし、一部の癌細胞はここを乗り越えて次から次に行くと考えられています。

患者さん　ああ、だから「癌」の近くのリンパ節をとるということですか。

そうなんです。手術の説明の中で医者がいうのですが、たとえば胃癌の手術の時、「胃の周りのリンパ節が腫れているので、リンパ節もとっておきました」なんて。

すぐ近くのリンパ節だけでなく、その隣のリンパ節もとっておきましたなんてこともあります。これは、本当はとてもおかしな話です。

「癌」というのはタンポポの綿毛のように飛んでいくという話は最初のほうにしましたよね。近くに落ちるものもあれば、思いもよらない場所に飛んでいくものもあります。まず近くに飛んで、そこを中継点にしてまたその隣に飛んでいく、というものではないのです。

近くにも落ちるし、そこにはとどまらないで、そのまま遠くに直接飛ぶ、つまりリンパ液にのって、流れていく。これが本当の「癌」の転移の姿ではないでしょうか。そう考えれば、隣のリンパ節が腫れていようといまいと、そんなことはどうでもいいことになります。

患者さん　でも、お医者さんがそれを知らないというのはどういうことなんですか？

癌の基本を知らない医者が「癌」の診断、治療をしていることになります。大いに残念なことです。

たとえば、「癌」のすぐ横のリンパ節をとるというのは、「癌」は飛ぶのではなく、じわじわと周囲に拡がっていくと考えているからなのです。これを、医学用語では「浸潤」といいます。「癌」の進行は、じわじわと周りに拡がっていくという考え方です。逆にいえば、転移とは浸潤のことだと考えているのでしょう。リンパ節が腫れていればとる、とればもう拡がらない。その次のリンパ節が腫れていなければ、癌細胞があるリンパ節は全部とりました、というわけです。

たんぽぽのように近くでも遠くへでも飛んでいくとは思ってないのです。遠くに転移するのは、ずーっと後のことだと思っているのです。リンパ液の流れにのって遠くまで一気に流れていく、という考え方がないのです。1回1回、リンパ節にある程度貯まったらというか溢れたら、お隣のリンパ節に移っていくと考えているのです。

実際は、癌細胞の塊が1㎜の時にすでに全身に飛んでいるのです。発生した「癌」の周りにじわじわと拡がるだけならば、それはたいていの場合、良性の腫瘍であって「癌」ではないでしょう。本当の「癌」はすぐに、あちこちに飛ぶのですから、周りのリンパ節なんかいじったって意味がないわけです。

乳癌の場合

乳癌で、もう少しお話ししましょう。乳癌は外から見てわかる数少ない「癌」ですから、説明しやすいので。

日本ではつい最近まで、ほんとうについ最近まで、ほとんどの医療施設で乳房をごっそり取り除く手術法がとられていました。ところが、他の多くの国ではそんなことはとうの昔にやめています。「癌」の腫瘤・かたまりだけを切り取る方法をとっているのです。いまだにやっているのは日本ぐらいです。

患者さん　でも、なぜ日本だけがやっているんでしょうか？

これも先ほどの話と同じですね。「癌」はできた場所からじわじわ周りに浸潤していくと考えているからです。外科医は手術の時に既に、隣のもう片方の乳房に飛んでいる可能性を考えていないのです。ましてや、頭の中や、肺の中に飛んでいるなんて考えていないのです。

片方の乳房に「癌」が発見されたら、もしそれが本当の「癌」なら、ピョンと隣の乳房に飛んでいるんですよ。リンパ節を次から次へとくぐり抜けて。それに、リンパ管だけを使って飛んでいるとは限らないのです。直接血管に流れ込んでいることだって考えられますからね。直接に血管に流れ込んだら、全身にばらまかれることになりますね。

患者さん　へえ、もうびっくりですね……。

乳癌の場合、アメリカはじめほとんどの国では、発見されたときすでに、すぐ近くのリンパ節だけでなく、遠くのリンパ節にも飛んでいるし、血管をも介して既に遠くに飛んでいると考えています。だから、乳房をとってもとらなくても命には関係がないとされています。「癌」の塊だけを取り除いて、癌細胞がない部分はそのまま残す手術法を選んでいるのです。これを乳房温存術といいます。

患者さん　ええ、それなら私も聞いたことあります。

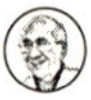
乳房をごっそり取り除く手術法、これをハルステッド法というのですが、ハルステッド法でも乳房温存法でも余命には差がないんですね。

患者さん　へえ、驚きましたね。私の女房は、ごっそりとる方法で手術されましたよ。医者からは、「癌」の周りも十分取り除いておいたのでもう大丈夫だと説明されました。

それで、奥さんはどうなりました?

患者さん　手術を受けてから2年後に、再発して亡くなりました。

お気の毒ですが、本当の「癌」だったんですね。本当の「癌」だから、「癌」の周りをいくらきれいに掃除してもダメだったんです。「癌」は、そこだけいるわけではないのです。だから、日本の乳癌の手術は世界から笑われているのです。

もっとも、乳癌だけでなく、胃の「癌」でも、膵臓の「癌」でもみんな笑われているんですが。

患者さん

女房は片方の乳房をみんな切り取られて、肋骨の裏まで削られて、それはそれは落ち込んでましたね。それでも治ったのならいいんですが、結局死にました。でもそうなると、あの手術に意味はあったんでしょうか?

乳房を全部切り取って、患者を悲しませることに頭がいかないのでしょうか。要するに、医師が不勉強なのです。

外科医の悪口ばかり言っているようですが、もちろん外科医だけの問題ではありません。内科医もそうです。内科医が外科に「癌」の患者さんを手術のためにまわすわけですから。

少し話はずれますが、「癌」の手術だけでなく、血圧は下げるものだと思いこんで、血圧の薬をどんどん出す医師がたくさんいます。血圧の薬を飲んでいる人は、飲まない人より脳梗塞が2倍多いんです。そんなことも勉強しようとしません。相変わらず、脳梗塞が高血圧で起こると思いこんでいる医師が多いのです。脳梗塞とは、梗塞という文字のとおり、血管が詰まるということです。詰まらないように血圧を上げなければならないのに、薬を飲ませて、血圧を下げれば脳梗塞を予防できると思い込んでいる。まあ今回は「癌」のお話なので、血圧についてはこれぐらいにしておきますがね。血圧については、『血圧心配症ですよ!!』（本の泉社）『高血圧はほっとくのが一番』（講談社）に詳しく書きました。

患者さん　先生なんか、血圧の薬を飲ませない筆頭ですから、他のお医者さんからクレームもくるんじゃないですか?

きますよ。なんで血圧の薬を飲ませないのかって。

患者さん　きますよって……大丈夫なんですか?

大丈夫じゃないですね（苦笑）。病院からもクレームの嵐です。でも、10年ぐらい経てば状況は変わると思いますよ。

コレステロールもそうですね。高いとすぐに薬を出したりします。日本の医療は患者を驚かせすぎなんですよ。私は内科医ですが、他の科でも似たりよったりのことがたくさんあるでしょうね。

「癌」の再発とは

患者さん 先生のお話を聞いていてちょっと思ったことがあるんですけどね。死んだ女房の担当医師は、乳癌が再発した、といっていましたが、どうもそういうことじゃないですよね。再発というより、どこかに飛んでいった「癌」がただ大きくなったっていうことなんですよね。

そうです。そうです!!　いちどできた「癌」が全て消えてなくなって、新しいのがまたできてきたのなら再発といえるでしょうが、最初からどこかに飛んでいてそれが大きくなったのですから、再発という言葉はおかしいですね。もっとも、全部取り除いたと思った、その近くからできてくることもあります。取り残しですね。

乳癌の人がなぜ亡くなるのか？　全身に飛んでいるからです。乳癌も全身癌なんですよ。「乳全身癌」ですね。何度もくりかえしますが、手術の時点で、もうあちこちに癌細胞は飛んでいるのです。そこで腫瘍が大きくなって、本来の臓器を壊すから、命が奪われるのですよ。お乳だけにできている「癌」なら命には影響ないでしょう。全身に飛ぶから、命が奪われるのです。だから「癌」は怖いのです。

なのに、手術したら治るかのように医者もマスコミもいうわけです。これに私は腹が立つんです。「癌はもう怖くない病気です」なんて、無責任もはなはだしいと思いますよ。

患者さん　でも、それで得する人がいるんでしょうか？

まず、売名行為の好きな学者さんでしょう。そして、その学者さんをお金で操っている製薬会社でしょうかね。テレビでも乳癌撲滅キャンペーンをやっていますが、あれだけを見ていると、乳癌や子宮癌は検診さえしていれば怖くないと思い込まされてしまいます。まったく罪作りなキャンペーンだと思います。

世界のがん検診事情

患者さん　ところで先生、先ほどから海外の話が少し出ていますが、他の国ではがん検診とかはどうしてるんでしょう？

いいご指摘です。まず、世界ではがん検診をあまりやっていません。たとえば、胃癌の検診をやっているのは日本と韓国ぐらいです。肺癌検診は、日本とハンガリーだけです。

患者さん　なんで他の国ではやらないんですか？

やっても無駄だということが、科学的に証明されてきているからです。たとえば2010年4月1日の朝日新聞ですが、がん検診について「世界の優れた研究を再検証する『コクラン協同計画』やアメリカ政府の予防医学作業部会でも有効性を示す根拠は不十分」とあります。それなのに日本の医者や学者は、躍起になって検診を勧めているんです。

患者さん　どうしてなんでしょうね。

どうしてなのか、私にも完全に説明することはできません。ただ、どこかで大きなお金が絡んでいるのが一番の理由だと思いますよ。
血圧やコレステロールも同じことです。インフルエンザのワクチンや子宮頸がんワクチンなどもまさにそうです。必要のないものをさあやれさあやれと宣伝しているわけですから。

患者さん　ということは、製薬会社ですか？　でも、薬屋さんってのはがん検診を勧めると儲かるんですかね？

儲かるでしょうね。抗がん剤はまさにそうでしょう。たくさんのがん患者を見つけて早く薬を使えば、たくさん売れるのですから。「癌」の薬は高いですからね。利潤も大きいはずです。

患者さん　へえ、そんなもんですか。でもそうですね。「癌」は怖い怖いと宣伝して、不安を煽って。でも早く見つかると助かる、早いうちに手術をして再発しないように抗がん剤を使えば大丈夫！　と宣伝すれば、私のような素人はそうだと思ってしまいますね。

素人だけじゃないんです、プロの医師だってその気になりますよ。そういう宣伝に大学の先生から街のお医者さんまでみんな引っかかっているのが今の日本の現状です。

病院に行っても、抗がん剤はいらないとか効かないとかいう医師はなかなかいないでしょう。ましてや、危険だからやめなさいなんていう医師は滅多にいません。

血圧の薬と同じことです。血圧が高かったらまず飲みなさい。同じく「癌」になったら抗がん剤を投与するのが当たり前、そう考えている医師がほとんどなのです。

抗がん剤は儲かりますよ。薬屋さんだけじゃない、検診業者だって儲かります。大学病院だって、町の病院だって、町の開業医さんだって儲かりますよ。日本の医療機関の大部分が検診で成り立っているようなものですからね。これがなくなったら経営はすぐに赤字ですよ。

患者さん　なんだかひどい話ですね。

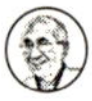

もちろん、検診を勧めるのは、儲けだけではありませんよ。儲けのためにだけ動いている悪い医師もいることは事実だと思います。ただ、私は、むしろ医師の不勉強のほうが問題だと考えています。検診すれば「癌」は怖くない、と医師が思い込んでしまっていることのほうが問題なのです。

素人がそう思い込んでいるのならまだいいのです。少なくとも他人に害は与えません。医師は違います。患者さんにこうしたほうがいいああしたほうがいいと勧められる立場にあるわけですから、その責任は重いですよ。

肺癌の場合

患者さん　肺癌の検診はどうなんでしょう？

たとえば、アメリカはいち早く肺癌の検診をやめました。20年以上も前ですね。アメリカで、1日40本以上、たばこを吸うヘビースモーカーを対象に、肺癌検診が有効かどうか検証したんです。

ヘビースモーカー9000人を4500人ずつに分けて、片方のグループは検診をおこないました。4カ月事に、胸のレントゲン撮影と、喀痰の検査をしたんです。もう一方の組は検診をおこないませんでした。それを10年続けて、統計を取ったところ、肺癌での死亡率には差がなかったのです。

もちろん、検診組の方ではたくさんの肺癌が発見されました。そして手術をしました。早期発見早期治療ですね。それでも死亡率には差がなかったのです。

ということは、ほとんどが、本当の「癌」ではなく、「がんもどき」だったのです。それだけでは命には影響がなかったのです。痛い思いをしてお金をかけても、手術をしてもしなくても同じだったのです。

もちろん、中には本当の「癌」もありました。本当の「癌」の人たちは亡くなりました。検診をしたグループ、しなかったグループいずれにも「がんもどき」の人も本当の「癌」の人もいたのでしょうが、結局、死亡率は変わらなかったのです。そこで、アメリカでは肺癌の検診は意味がないとしてやめたのです。その後さらに10年経過を追ったのですが、

20年たっても死亡率は変わらなかったそうです。

チェコなどいくつかの国で、同じような実験をして同じような結論が出ています。「癌」は検診しても意味がないという。肺癌だけでなく、大腸癌でも乳癌でも同じようなデータがたくさん出ています。

患者さん 検診をしてもしなくても命に変わりがないんだったら、どうして日本では検診をやるんでしょう?

やはり、いろいろな利権と医師の不勉強でしょうね。日本では、アメリカや他の国がやっているような科学的な研究が少ないということはあるかもしれません。しかし、科学的根拠のないものを、多額の費用をかけて推奨するというのは、詐欺に近いと思いますね。行政も、仕分けをするなら真っ先にこういうところを仕分けすべきでしょう。そうすれば、何十億というお金が無駄に使われなかったはずです。

患者さん しかし、そういう情報をどうしてメディアはきちんと国民に知らせないんでしょうね。

ようするに、戦争中の大本営発表みたいなものでしょう。福島の原発事故と同じことです。しかし、原発事故でみんな学んだはずなんですがね……。国民に知られたら都合の悪いことは知らせない。どうでもいいことだけを知らせる。自分だけ儲かればいい、国民の健康なんてどうでもいい。そこまでは言い過ぎかもしれませんが、でも、近いと思いますよ。それぞれに業界や団体があって、大きく利権が絡んでいますから。役人と学者がつるんでいるとか、業者とつるんでいるわけですから。

患者さん　へえ、医療の世界も汚いんですね。

儲かるか儲からないかの世界になってしまっていますね。医師の世界の悪口は言いたくないのですが、御用学者という人たちも悪いですね。自分の売名行為のためには手段を選ばない学者。どこかの会社からお金を貰って、その会社に有利なように適当な論文を書く学者。データのねつ造なら朝飯前、なんていう学者……。残念ながらそういう人もいますから。

患者さん　先生、そんなにいうと危ないんじゃないですか？　ちょっと穏やかにいきましょうよ。

わかっているんですけどつい（苦笑）。それと、検診はいい儲けの種と考えている、一般の医師もそうです。これは開業医も勤務医も同じだと思います。考えようとしないんですね。考えると、利益が薄くなるからです。だから避けてしまうようになるのかもしれませんね。

患者さん　しかし先生、そこまで喋ると仲間のお医者さんたちから嫌われるでしょう。ホントに大丈夫なんですか？

講演会で話をしたり、こんな本を書くたびに医師の仲間から白い目で見られますね。私がもっと人格者だったらいいんですけどね（笑）。そうでもないからなおさらです。でも、医師に褒められるよりも、患者さんに喜ばれるほうがずっと嬉しいですからね。

実際は黙っているほうが楽ですよ。その時代に合った、都合のよい立場にいれば迫害なんかされませんからね。

患者さん　ガリレオみたいなもんだと思えばいいんじゃないですかね。太陽が地球の周りを回っていると思われていた天動説の時代に、地球が太陽の周りを回っているという地動説を唱えて捕まった人。

そうです。ガリレオですね。黙っていれば何事もない、ということはわかっているんですが、どうしてもいいたくなるんですよ。

がん検診はするな、手術もするな、血圧の薬を飲むな、コレステロールの薬も飲むな、人間ドックはやめよう。こんなことばかりいっているものですから疎まれています。そういう意味では、まさにガリレオの気持ちですね。社会に迎合して天動説の側に立つのは楽でしょうが、それでは患者さんが救われませんから。

ただ、天動説の側に立っている人も、必ずしも悪気でそうしているのではないと思いますよ。それを否定すると、時の権力に楯突くことになりますからね。それは大変なことですし、覚悟もいります。ガリレオも当時は理解されませんでした。こういうものは時間がかかります。ただ、天動説から地動説ほどにはかからないと思いますよ。20年もしたら、ああそうか、「癌」というものはそういうものだったのか、と理解されるのではないでしょうか。

ポリープについて

患者さん　近頃、あちこちで大腸のポリープをとったっていう話を聞くんですけど、もしかしたら、ポリープをとるなんてあまり意味のないことなんじゃないでしょうか？

大腸や胃のポリープのことでしょうかね。だとすれば、ポリープをとるなんておかしな話です。でも、ポリープが癌になると信じている医師が多いのです。ポリープ、どこまでいってもポリープです。良性の腫瘍です。欧米では、ポリープはポリープ、ポリープ癌は良性腫瘍に分類されていて、それをとるなんてまったくおかしいのですが、日本中でやっていますね。お金になるからでしょう。

ポリープの先にちょっと癌に似た細胞があったって命に別状ないことくらい医師は知っているはずですよ。知っていても、やるのです。もちろん、医師の過剰防衛もあるでしょうし、経済的な理由もあるでしょうけれどもね。

第2章

「癌」は末期に見つけるのがよい

早期発見にこだわる理由はない

患者さん

私ね、女房の癌について、いつも、もやもやしていたんですよ。私がもっと早く気が付いていたらよかったのにとか、もっと検診を勧めるべきだったのにとか。悔やむことが多くて、正直辛い思いもしましたよ。でも、先生のお話を伺ってちょっとすっきりしました。早く見つけなくてもよかったんですね。むしろ早く見つけないほうがよかったんですね。

診察室でよく目にする場面があります。家族が悔やむのです。「もっと早く私が気づいておけばよかったのに」と、自分を責めてしまうのです。

そういう人に、私はこういいます。「早く発見しなかったから充実した日々を送れたのでしょう。手術だ抗がん剤だと、辛い治療をしなくてもすんだのでしょう、あなたはいいことをなさったんですよ、よかったんですよ」と。

そうすると皆さんホッとした顔になりますね。拝まれたこともありますよ。

患者さん　どんな患者さんだったんですか？

肺癌の患者さんでした。年の暮れに、奥さんといっしょに来られました。2、3カ月咳が続くというのです。ただ、その間夫婦おふたりで長期の旅行に行っていたそうです。すぐにレントゲンを撮りましたら、右の肺がほとんど真っ白でした。「癌」です。息苦しさが出てきたというので、近くの病院に入院させました。

2カ月ほどして、奥さんがいらして、亡くなったと報告されました。奥さんは「私がもっと早く連れてきていたらこうはならなかった」と泣くのです。そこで私はこう説明しました。

「末期まで癌が発見されなかったから、毎年おふたりで楽しく長期旅行に行けたのですよ。もし3カ月とか半年前に見つかっていたら旅行は中止だったでしょう。2、3年前に見つかっていたら、そもそも旅行の計画すらなかったでしょう。むしろ、早く見つけたら痛い手術を受けて、抗がん剤を投与されて、放射線をかけられて、ベッドに縛り付けられて、それにはお金もかかるし、いいことなんかなかったでしょう。なによりも、その間ずっと不安が続くのです。検診を受けてどきどきし、結果が出るのを待つ間、入院から手術まで、癌とわかって死ぬまで、ずっと不安です。むしろ、検診をしなかったから、最後まで痛みもなく、平穏に暮らせたのです。気づくのが遅かったから、毎年楽しく旅行ができたのです。早く見つけて早く手術をしても、癌はやっぱり死ぬんですよ。早く見つけたから助かる、というものではけっしてありません。だから早く見つけなくてよかったですね」

そうしたら奥さんは、とてもすっきりした様子で、「これで今日からゆっくり寝られます」と喜んでいましたね。こういうケースはいくつもありますよ。

患者さん　でも、医者に「あなたがもっと早く連れてくれればこんなことにはならなかった」なんていわれたって話もよく聞きますよ。

そういう医師も多いかと思います。その言葉自体には科学的根拠はないのですけれどもね。早く見つかれば早く治るということではないわけですから。

放置させてくれない医師

先日、某病院の先生が、婦人科の方ですが、すごい剣幕で私のところに詰め寄ってきたんです。「先生が手術をしなくていいなんていうから、○○さんはこんなに悪くなったのです、責任をとって下さい」と。

私は手術をしなくてもいいとはいってないんですけどね。その患者さんに相談を受けて、「手術が嫌なら手術をしなければいいのではないですか」、そう答えたのです。手術をしないのも治療方針のひとつですから。その結果、患者さん本人は手術をしない方法を選びました。

その先生は手術以外の方法は説明してないのです。手術しかないと思い込んでいるんですね。しかも、自分の治療方針に逆らった人はもう来るなというのですからひどい話だと思います。

治療方針の中には、手術もあります、放射線もあります、抗がん剤もあります、なにもしないという選択肢もありますよ、と説明するのが主治医の役割だと私は思います。なんでもかんでも手術というのは乱暴です。私が、「なにもしないで様子をみるというのも治療法ですよと説明しましたか？」とその先生に聞いたら、黙ってしまいましたけれどもね。ちなみに、その患者さんは85歳でした。

患者さん　85歳？　85歳ならなんていうか……立派な気がするんですけどね。妻の主治医は、その点立派だったのかな。治療方法を、なにもしないことも含めて説明してくれましたから。

それはよかった。しかし、まだまだ手術だけしか頭に浮かばない医師も多いのです。そして、自分のいうとおりにしないのならもう来るな、なんていう医師もいます。困ったものです。

患者さん　もう来るなはないですよね。

本当だったら、「なにもしませんが、痛みが出たり、家でどうしようもなくなったらいらっしゃいね」というべきですね。

同じ病院の例です。私の患者さんの中に、92歳のご婦人がいますが、10年ほど前でしょうか。この人が泣きながら、娘さんといっしょに私の所にやってきたのです。

「××先生に、胃癌があるからすぐに手術しよう、手術がいやならもう俺の所に来るな」といわれた。どうしたらいいでしょう？　と半ば途方にくれていました。

私はこう答えました。「手術がいやなら手術しなくていいのではないですか。あなたの命、あなたの身体ですから、ご自分で決めて下さい。もし私に相談されたら、手術しなくてもいいですよ、むしろしないほうがいいですよと答えると思いますよ」

そしたら、そのご婦人は手術はしないというのです。

「それならこれから私のところにいらっしゃい。胃癌も一緒に診ていきましょう」といったら喜びましてね、それからずっと来てますよ、もう10年が過ぎて、今92歳です。

「よかったね、あの時手術しなくてもこうやって生きているんだからね」と診察の度に話していますよ。本人も娘さんも喜んでいますね。

そもそも、80歳を過ぎた老人に癌の手術を勧めるほうがおかしいんです。どっちにしても進行は遅いんですから。なのに、手術を勧める医師が多いんですね。こういうケースはいくつもありますよ。

「手術を半ば強制されているんですけどどうしたらいいですか？」。これまでに何度も患者さんに聞かれました。その度に私は「嫌なら手術しなくていいのですよ」と答えます。

多くの患者さんはほっとしますよ。それから何年も生きる人もたくさんいます。こっちがびっくりするくらい長生きする人もいます。胃癌だけでなく、肺癌や膵臓癌でも同じようなケースがあります。

私の母親のケースで恐縮ですが、74歳の時に、偶然、肺癌が見つかったのです。心不全で病院に入院していた時のことです。主治医から「右の肺の下の方に、癌らしい影があるのですが、松本先生は知っていますか？」と聞かれました。一緒に写真を見たら、たしかにあるんですよ。異常な影が。４㎝ほどでした。そこで、母が通っていた医院から毎年撮っている検診の写真を借りてきたところ、４年前の写真に２㎝ほどの影がありました。ということは、その医院の先生は気づいていなかったのです。見落としですね。心不全が治って、病院を退院してから、念のため某癌センターで調べました。「癌」に間違いないとのことでした。シンチグラフィという装置で調べたら、転移もあったのです。

その当時、１９８０年代のことですが、私もまだ「癌」は手術するものだと思っていましたから、母に手術と放射線治療を勧めました。しかし本人は、「ここまで生きたのだから手術も放射線も絶対に嫌だ」と言うので、そうか、それもいいかなと、本人の意志を尊重して何もしないで放っておくという道を選択したんです。

患者さん　へえ、それでどうなりました？

その後、白内障の手術を受けた時などに2、3回胸のレントゲンを撮りましたが、確実に肺の腫瘍は少しずつ大きくなっていました。しかし結局、その後13年生きましたよ。

患者さん　へえ、13年もですか！

死亡したのは87才の時でした。天寿まっとうですよ。その間に登山靴を新調して尾瀬に行ったりもしていました。他にも国宝をめぐる旅だとかあちこち出歩いていましたね。遠くまで何度も旅行したりしていました。私も、母に肺癌があることなどすっかり忘れて、車で北海道に行ったり、出雲に行ったり、年に何回も旅行に連れ出していましたよ。

ということは、手術しないで大正解だったのですよ。手術をしていたら、尾瀬なんか行けなかったですからね。母のことは、私に「癌」というものを考えさせる大きな原動力になりました。

患者さん　へえ、それはよかったですね。でも、発見の4年前にレントゲンに写っていて、その後

13年生きられたのですから、写真に写るような大きさになっても17年間生きられるということですね。老人の「癌」の進行は遅いというの話は本当なんですね。

そうです。高齢者の「癌」は進行がゆっくりしています。だから私は、高齢者の人にはとくに、検診なんかしなくていいですよというのです。高齢の人が、そこで「癌」が見つかったとして、放置しておいても5年や10年は生きるのですから。

それに、高齢の人が手術に耐えられるのかどうか、ということがあります。手術は辛いことです。仮に手術して癌を完全に取り除けたとしても、１００年や２００年生きるわけではありませんからね。手術をしないのなら、そもそも検診自体が無駄だということですよ。

ただ、患者さんのほうも、80歳になっても90歳になっても検診したがるのも事実です。医師もあたりまえのように検診を勧めます。患者さんには、まずここがおかしいことだと気付いて欲しいのです。

若者でも年寄りでも、誰彼の区別なく、さあ検診だ、手術だと思い込んでいるから、不幸な人が生まれるということもいえるのです。

患者さん　でも、私の周りの年寄りの患者も、自分が手術したらもっと生きられると信じている人が多いんですよね。

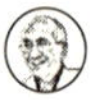
「癌」というものは、ものすごいスピードで、どんどん進行して、命を奪うものだと信じ込んでいるからですね。「癌」というものは、ゆっくり進むものです。普通の細胞よりも、ずっとゆっくりなのです。とくに高齢者の「癌」はゆっくりなんですよ。だから「癌」で死ぬ前に、たいてい他の病気で死ぬのです。脳卒中だとか、心筋梗塞、心不全、肺炎。交通事故や不慮の事故で亡くなるケースも多いですからね。「癌」になったからといって、必ず「癌」で死ぬわけではないんです。

患者さん　なるほど。だんだん腑に落ちてきました。でも、そういってくれるお医者さんが少ないのはどうしてなんでしょうか?

医学生や医師がきちんと「癌」について教育されていればいいんでしょうけれどもね。でも、残念ならが教育する側がわかっていません。手術すれば治る、抗がん剤は効くと思っている人たちが教育しているわけですから、なかなか意識が変わりません。その結果

が、高齢者に対してまで検診しろ、検診しろという姿勢です。80歳や90歳の人にもがん検診を勧めるのです。80や90の人に「癌」を見つけてどうしようというんでしょうか。

患者さん　確かにそのとおりかもしれませんね。でも先生、検診しなくていいなんていっているとやっぱり睨まれるでしょう?

もう、ずっと睨まれていますからね。非難されても、私のような医師がいることも、ひとつの役割だと思っています。

最近、友人がたてつづけに膵臓ガンで亡くなりました。この年齢になると友人も随分死にますね。

患者さん　私のところにも、訃報のはがきや、メールで知らせが届きます。最近多くなりました。

早期手術に意味はない

高校からの、仲のいい友だちが手術をしました。しかし1年後に死亡しました。66歳でした。

患者さん 1年後に亡くなったということは、その手術は無駄だったということですか？

そうです。無駄だったのです。手術をしたから1年生きられたとみんな思いますが、そうではないのです。手術をしなくても1年くらいは生きたはずです。逆にいえば、手術をしたから1年しか生きられなかったともいえます。痛い思いをして、生活を大幅に制限されても、結局死ぬんです。しかも、もしかしたら手術しなかった場合より早く。

たとえば、膵臓癌を手術する国はそんなに多くないと聞いています。手術しても、もうあちこちに転移しているのですから、その部分だけ手術してもしょうがないことを理解しているからです。膵臓癌は膵臓だけの「癌」ではないのです。

もう一人、札幌の友人は末期で発見されましたから、手術はしませんでした。というより、もう手術できなかったのです。その代わり抗がん剤です。やめるようにいったのですが、もっと強くいえばよかったと思いますね。

患者さん　どうしてですか？

４カ月後に、苦しんで苦しんで亡くなりました。見ていられないほどでした。４カ月で死ぬような人に、抗がん剤をやってどうするのかと、腹が立って腹が立って、悔しいですよ。あいつには本当に気の毒なことをしたと思っています。もっと強く、抗がん剤はやめろといえばよかった。今、こうして話しをしていても泣けてきますよ。

患者さん　でも、手術もそうだけど、抗がん剤でもなんでも、医者に効くといわれれば信じてしまいますよ。

たしかにそうですね。札幌の友人も、医師に抗がん剤を勧められたので、やってみるといっていました。やらないのなら、もううちの病院では診てあげられないよ、みたいなこ

ともいわれたそうです。札幌の某有名病院ですがね。

最近も、抗がん剤で苦しんで苦しんで死んだ人がいました。53歳の病院の職員です。亡くなる1カ月前と1週間前に見舞いに行ったのですが、「先生、苦しいよ、苦しいよ、こんなに苦しいの初めてだよ」と泣いていました。

胃癌ということで1年前に手術したことは本人も知っていました。手術したのに現在こうなっているということも知っていました。ですから、もちろん抗がん剤を点滴しているということはわかっています。抗がん剤をするともしかしたら助かるんじゃないかと思っています。

でも、亡くなる1週間前に、そんな薬を注射する必要がありますか？　1週間後には死ぬんですよ？　抗がん剤入れたよといっておいて、ビタミン剤でも入れておけばいいと思うのです。医師に効くといわれれば、患者さんは藁にだってしがみつきますよ。

実際、誰が見ても末期も末期、明日にでも死にそうな患者さんにすら抗がん剤をしますからね。まったく、こういう医師が多いのですよ。手術の上にさらに抗がん剤ですからね。このケースも、腹が立ってしようがなかったですね。

患者さん　そう聞くと抗がん剤は恐ろしいなあ。でも、本当に効く抗がん剤って、あるんですか。

血液の癌には効くものがありますが、肺や胃や膵臓、大腸なんかにできる固形癌にはないと思っています。抗がん剤をやって元気になったという患者さんは、少なくとも私のところではいませんね。

これはつい最近の例ですが、私の隣の家のご主人です。胃癌でした。6月に発見されて、11月に亡くなりました。手術ができない末期の癌です、やはり抗がん剤です。

胃癌に抗がん剤なんか効くわけがないのに、近所の大学病院では、抗がん剤を投与したのです。隣人ですから、発見から亡くなるまでの一部始終を間近で見ていましたが、抗がん剤をはじめてから急に痩せて、食欲がなくなりましたね。それでも亡くなるまで抗がん剤ですよ。

やめたほうがいいですよといっても、「病院の先生が飲んだほうがいいというからね」って、力なく答えるのです。時々入院しては、抗がん剤が1クール終わった、2クール終わったというのです。でも、苦しい、苦しい。食欲がまったくない、というのです。時々見に行くと、ソファーでぐったりしているんです。気の毒でした。苦しんだあげく、半年経たずに亡くなりました。

あの抗がん剤はなんだったのか？　本当に末期の胃癌に効くと思っていたんでしょうか

ね。ただ、実際まだまだ日本の医療はこんなものだろうと思います。だから私は、「癌」を題材に本を書こうと思ったのです。一人でも多くの人がこういう目に遭わないように願っています。

患者さん　先生は他にもそういう患者さんをたくさん見てこられたわけですか。

まだまだありますね。いや、山ほどありますよ。肝臓癌で、それも末期の末期、お腹に水が貯まってパンパンに膨れあがり、顔が真っ黄色になっているご婦人の話です。その人が、苦しい苦しいといいながら、それでも這うようにして大学病院まで抗がん剤の注射をうちに行くのです。私がやめたほうがいいですよといっても、聞く耳持ってくれませんでしたね。抗がん剤をやれば治ると信じていました。大学の医師にそういわれれば、やはり信じてしまいますよ。結局、ほどなくして亡くなりました。こういう例は、いくらでもありますね。

患者さん　ということは、私たちはどうすればいいんでしょうね。自然に任せるのが一番ですか？

私はそれがいいと思います。作家の井上ひさしさんが肺癌で亡くなったとき、抗がん剤でずいぶん苦しんだそうです。「こんな苦しい思いをしたのは初めて」だと。もし「癌」になったら、抗がん剤だけはやめておいたほうがいいでしょう。

患者さん

先生がもし「癌」だったらどうしますか？

もちろん抗がん剤なんてやらないですよ。

私がいた病院の男性職員で、腎臓癌の患者さんがいました。55歳の時に腎臓癌が見つかりました。私は聞きました。癌専門病院に紹介しますか？　ここで何もしないで様子を見ますか？　そうすると本人は、なにもしない、このまま様子を見たいというのです。

それもいいでしょうということで5年くらい経ったところで、症状が出て、癌専門病院に行きました。もちろん、もう末期ですから手術はできません。放射線と抗がん剤をすることになりました。

半年ぐらい抗がん剤治療を受けていましたが、髪の毛は抜けるは、吐き気はするは、その他いろいろ症状が出て、やっぱり苦しみながら亡くなりましたね。半年で亡くなるのなら、抗がん剤も放射線も無駄だと思うのです。わざわざ苦しみを生み出すだけですから。

その人は、「お金が続かないんですよね」なんてぼやいていましたね。しかも、たくさんのお金をかけて、結局効かなかったわけですよ。

腎臓癌と膵臓癌での症例

患者さん　じゃあ、なぜそこまでして治療しようとするんでしょうか?

医師にしても、効かないと思っていても、やるだけのことはやろうと善意で思う部分はあると思いますよ。効くと思いこんでいる人もいるでしょうけれども。

ただ、患者さんを苦しませて、最後は亡くなってしまうわけですからね。善意でするにしても、もう少し勉強するべきだとは思います。

もう一人、腎臓癌の患者さんのケースです。71歳で「癌」が見つかったご婦人でした。この人は、最後までほとんど何もしませんでした。大学病院からは手術を勧められましたが、手術をすると人工透析になる可能性がありました。そうなると、病身の夫の面倒を看られなくなるというので、手術も含めて治療はしませんでした。この患者さんは5、6年生きましたね。全く苦しまないで亡くなりました。

患者さん　それはいいですね。私も苦しまないで死にたいと思いますよ。

膵臓癌ですが、なんにもしないで、苦しまないで亡くなった例がふたつあります。2例とも80歳前後の女性です。おふたりとも、癌とわかってもなにもしない道を選びました。診療所に来ることができる間は来ていただき、それができなくなってからは往診しました。おふたりとも往診の期間は2カ月くらいだったでしょうか。次第に体力がなくなり、消えるように亡くなりました。穏やかな死でしたね。家族の方からも喜ばれました。

患者さん　ああ……それはよかったですね。

膵臓癌は最近増えてきているようですね。昔はあまり見なかったのですが。私のこの小さな診療所でも、ここ2年の間に10例以上あります。なにもしなかった患者さんは、苦しまずに亡くなりましたが、手術や抗がん剤を受けた人は、辛い思いをしたようです。それも、ただ苦しんだだけじゃありません。たくさんのお金と時間を使って治療して、しかも苦しんだのです。

検査、入院、転院、抗がん剤、「癌」の医療費は結構高いですからね。助かるならいくらお金を使ってもいいと思うんです。でも、苦しむだけ苦しんで助からないわけですよ。残された家族の生活を考えたら、他の方法を考えてもいいと思うんです。

抗がん剤は抗がん罪

患者さん　でも、抗がん剤はどうして効かないんですか？　どうして苦しむんでしょう？

そうですね。そろそろ抗がん剤の話をしなければなりませんね。

結論的にいえば、抗がん剤もゴミだからです。ゴミ箱に入れるべきゴミだから、そのゴミをガンというゴミ箱に入れればゴミ箱はどんどんゴミで一杯になるというわけです。

まず、効かない上に結局苦しんで死ぬなら、抗がん剤なんていう言い方はやめてほしいですね。「剤」は薬という意味です。抗がん剤は、薬というよりも毒だと思いますよ。私に言わせれば、「抗がん罪」で訴えたいくらいですよ。

「癌」はなぜ大きくなるのでしょう。考えたことありますか？　たとえば、最初に話しましたが、いぼ、これはいつまで経ってもほとんど同じ大きさです。

患者さん　先生のそのいぼも、私の額のいぼも、そんなに大きくなってないわけですからね。

　身体の中で考えてみても、膵臓や肺、胃だって、大きさは変わりません。

患者さん　腎臓や目玉がどんどん大きくなったなんて話は聞いたことないですよ。

　しかし、「癌」は大きくなる。なぜでしょう？

患者さん　そこが不思議です。なぜ「癌」というのは大きくなるんですか？

なぜ「癌」が大きくなるのか。別の言葉でいえばなぜ成長するのか？　ですね。

なぜ「癌」が大きくなるか、それは、癌細胞は死なないからです。

普通の細胞は時がくれば死にます。死ぬから、大きくならないのです。たとえば、小腸や大腸の細胞は1～2カ月で入れ替わります。死んで入れ替わるのです。他の細胞もみんなそうです。しかし、癌細胞は死なないという性質を獲得したのです。だから、最初にできた細胞がそのままで次から次にでてくる細胞と入れ替わらずにそのまま蓄積されるので大きくなっていくのです。つまり成長するのです。

患者さん　へえ、死なないんですか。すごいですね。

そう、死なない、すごい細胞なんですよ。そして、遠くに飛んでいって、離れたところでまた定着して大きくなれるのが癌細胞なんです。

人間の正常細胞の中には約3万の遺伝子があるそうです。癌細胞といっても、その遺伝子のほんの5つか6つの違いしかないのです。ほとんど正常の細胞と同じなのです。違いがないから、また厄介なんです。

患者さん　どういうふうに厄介なんでしょうか？

癌細胞といえども、ほとんど正常の細胞と同じなわけです。抗がん剤はその癌細胞だけを狙って投与するわけですが、正常な細胞も一緒に攻撃してしまうのです。だから、効かないのに副作用が存在してしまうということです。殺さなくてもいい正常細胞までやっつけてしまうわけですから、苦しくなるのは当たり前です。だから毛が抜けるのです。白血球が攻撃されて少なくなるのです。

患者さん　そんなものをどうして投与するのかよくわからなくなりますね。

癌細胞は、普通の細胞と全然違うものだという考えなのでしょう。癌細胞は非自己で、異常細胞なのだと。異常細胞だから、異常細胞だけを攻撃すればよいという考え方です。抗がん剤は異常細胞だけを攻撃できるものだと考えているのです。しかし、癌細胞はほとんど正常細胞と同じだから厄介なのです。抗生物質が細菌をやっつけるのとはわけが違うのです。

患者さん　でも、もう少し医学が進歩して、その僅かな違いだけを狙って確実に癌細胞だけを殺す薬が開発されたりはしないんですか？

いずれきっと出てきますよ。しかし、今現在はそういう薬はないのです。

患者さん　でもやっぱり、お医者さんに、抗がん剤をやりましょう、といわれれば「はい」と答えてしまいますよ。私たちは素人ですからね。

お医者さんがしっかりしなければならないのは確かですね。ただ、患者さんも、手術や抗がん剤だけでなく、色々な選択肢があるということをやはり認識しておく必要があります。

それと、マスコミも悪いと思いますよ。マスコミの果たす役割は重大です。よく吟味して報道してもらいたいですね。なにか新薬が出てきたら飛びつくように報道しますが、もう少し考えるべきです。「癌」にしても、早期発見早期手術を煽っているのも、マスコミです。

また、御用学者というのは自分を売り込むのが好きですから、すぐにマスコミの記者を集めて自分の業績を誇示する人も多いんです。マスコミの記者さんたちも珍しい記事が欲しいものだからすぐに飛びついて、判断せずに記事にしてしまうのです。困ったものだと思います。

最近の分子標的薬が魔法の抗がん剤のように書き立てるのもちょっと困りものだと思います。殺細胞薬よりいいかのように書かれていますが。

患者さん　そういえば最近、癌難民なんていう言葉を聞きました。

癌難民。とても問題の多い言葉ですね。

患者さん　他の国で使っている抗がん剤が日本で手に入らない、手に入らないので治療ができない、それを難民だっていうんですよ。でも本当に抗がん剤のことがわかったら、わざわざ難民になってまで手に入れるものでもないような気がしますね。

手遅れという言葉の意味

患者さん この間、知り合いの人が「癌」になったんですね。胃癌なんですけど、もう末期で手遅れだといわれたそうです。

私は、この「手遅れ」という言葉に、いつも抵抗を感じます。「手遅れ」という言葉は、疾病の末期の状態で、「なんで、もうちょっと早く来なかったの？　早く来たらこうならなかったのに！　早く来たら助けられたのに……！」という意味で使われることが多いからです。確かに、他の疾病ならそういうこともあるでしょう。しかし、「癌」には「手遅れ」という言葉は当てはまらないと思います。

医者にとっての、「癌」の場合の「手遅れ」という意味は、「もっと早く来れば手術できたのに」という意味なんです。早く見つけて、そこだけ切り取っても、本当の「癌」は治癒しません。切れば治ると思っている人が「手遅れ」という言葉を生んでいるのです。

治らない「癌」だとすれば、末期だからといって「手術はできません。手遅れです」とはいえないはずです「手遅れ」なんていう言葉が「癌」に対しても堂々と使われているということが、むしろ問題です。

「癌」に対しては「手遅れ」も「早く来てよかった」もないんですよ。そんな言葉を「癌」に対して使うということは、「癌」をまったくわかっていないということです。

患者さん　なるほど。そうすると「手遅れ」などという言葉を平気で使う医者にかからないことぐらいしか私たちにできることはないわけですね。わかっていない医師に、「癌」の末期を任せるわけにはいきませんもんね。

覚悟

患者さん　ということは先生、「癌」は、末期に発見されるのがいいってことですよね。早く発見して、手術だ、放射線だ、抗がん剤だと苦しい治療をされて、その間に何回も何回も検査をさせられて、そしてその間、ずっと心は癌、癌、癌と癌で一杯。不安と焦燥が続くわけですよ。それで後悔しなきゃならないわけでしょ。ああすればよかった、こうしておけばよかった、なんて。ああ、いやだいやだ。

それでもたいていの場合、結局死ぬわけですよね。だったら、末期に発見されるほうがかえっていいですよ。発見されるまで、趣味を楽しんだり旅行に行ったりできるんですからね。私も、もし本当の「癌」だったらなるべく遅く、手遅れで発見されるほうがいいですよ。

そのとおりだと思いますよ。脳卒中や心臓病、交通事故など突然に、あっという間に死んでしまうのは、苦しみは少ないからそれはそれでいいのかなという考え方もあります。でも、家族にしてみればちょっと寂しいわけです。最後にお別れくらいしたいこともあるでしょう。

本人だって、少しぐらいお別れもいいたいし、余計なものを処分してから死にたいものではないでしょうか。最後に言葉を交わしたいでしょうし、あの手紙はシュレッダーにかけようとか、ヘソクリはどの本に挟んであるか伝えておかなければならないとか。捨てられたらもったいないですからね。家族にしても、銀行の通帳のこと、印鑑のこと、生命保険のこと等々、急に死なれたら困ることはいっぱいありますから。

患者さん　そういう意味では「癌」は時間があるからいいですね。それに、人間はどうせいちどは死ぬわけだし。

末期の「癌」は、死ぬまでの間に少なくとも何カ月かの余裕がありますからね。この余裕がいいのです。多少仲が悪かった奥さんにも、「ありがとう」っていえる時間があるわけですよ。奥さんだって、あと2カ月か3カ月で終わりだと思えば一生懸命やってくれます。お互いにしこりを残さずお別れできるわけですから、そういう意味では「癌」は最高ですよ。

患者さん　うーん。「癌」は最高ですよなんていえるのは先生ぐらいでしょうね（笑）。

いえ、私だって心からいっているかというと、とてもとてもそうではありません。「癌」になったらジタバタせずに、生活を、人生を楽しんで死にましょう。こんなことは、講演や本の中ではいえることですが、患者さん当人を目の前にして、実際はなかなかいえることではありません。人が亡くなるのは、悲しいし辛いことです。「癌」でこれから亡くなろうという人に、「よかったね」とはいえません。

ぴんぴんころり

ところで、ぴんぴんころりというのを知っていますか？

患者さん　ええ知ってますよ。ＰＰＫでしょう。ぴんぴん元気に生きて、最後はころっと死ぬっていう。

そうです。死ぬ姿の理想のようにいわれることもありますが、私はそうは思いませんね。
ＰＰＫは寂しいですよ。ころっと、なんにもいわずに、死んでしまうわけですから。
朝、起きてこないので家族が見にいったら布団の中で死んでいたとか、行ってきますと出かけて心筋梗塞で倒れてそのまま戻ってこないとか。本人はいいかもしれませんが、家族は辛いですよ。だから私はＰＰＫには心から賛成はできませんね。
その点、「癌」で死ぬのはいいですよ。それも末期で、世間でいう「手遅れ」で発見されるのがいいですね。ＰＰＫよりは、精神的に少しは苦しいかもしれません。でも２、３カ月もすればよほどのことがない限り確実に死ねるんですから、いいですよ。

患者さん　なるほどねえ。確実に死ねる、か。たしかに、寝たきりで、いつ死ぬのかわからないままベッドにいるのは辛いですしね。その点、「癌」はいいかもしれませんね。確実に死にますからね。

そこまでいくと悟りの領域ですね。

患者さん　いやいや、ここまでお話を伺って、なんだかそんな気がしてきただけですよ。まあでも、私もいい歳になってきたんですから、悟らなければだめかなと思いますね。覚悟っていうんでしょうか。つくづく思います。

いい年をした大人で、人間は死ぬってことがわかっていない人はまずいません。ただ、わかってはいるのですが、本当に納得しているかというと、なかなか難しいですね。人間は死ぬものだ、いずれは自分も死ぬのだということが胸にストーンと落ちている人は、「癌」だろうがなんだろうがジタバタしませんからね。爽やかに死ねますよ。

患者さん

「いずれは自分も死ぬ」ことが胸に落ちていないから、ジタバタしてしまうんですね。だから検診に振り回されたり、手術だ、抗がん剤だと、おぼれたときの藁にしかならないものを掴んだりするんですね。

溺れたときに藁なんか掴んでも仕方ないことはみなさんわかっているんです。でもやっぱり掴もうとしてしまう。それもうーんとお金を使って。いくらお金を使ったって藁は藁なんです。

ここはしっかりと覚悟を決めることです。いつ死んだっていいんだと。そんなことができれば苦労はしないといわれそうですが、本当に覚悟を決めたら、心穏やかに、楽しんで残りの人生を過ごせます。

患者さん　そうですね。それに、治りもしない治療のために無駄なお金を使わないってことにもなりますしね。

そのとおりです。それよりも、そのお金で、あっちこっち旅行に行ったり、おいしいものを食べたほうがずっといいですね。それにもうひとつ、こういう考えもありますよ。

患者さん　なんですか？

自分は癌の治療のためにたくさんお金を使っても、自分のことだからそれでいいかもしれません。ただ、残された家族は大変です。残された家族に、少しでもお金を残すためにも、「癌」の治療に無駄なお金を使わないということです。今の世の中でこれをするのは、本当に覚悟がいりますけどね。

患者さん　うーん、ほんとにそうですね。残された家族は、まだまだ生きていくわけだし、生活だってあるわけだし、お金も必要ですしね。でも、雰囲気としては、あらゆる手を使って、全財産なげうっても治療にかけるのが家族愛、みたいな感覚もありますよ。放っておくほうが薄情だという……。

お金を使って「癌」が治るなら全財産注ぎ込んでもいいのかもしれませんよ。でも、治らないんです。

患者さん　ただ、どうにかすれば治ると信じているところもありますからね……。

本当の「癌」はどうしたって治らない。治るんじゃないかと信じ込ませている世間や医師が悪いのです。もちろん患者も勉強する必要がありますけどね。

「切り結ぶ太刀の下こそ地獄なれ　身を捨ててこそ浮かぶ瀬もあれ」

この歌、ごぞんじですか？

患者さん　剣道道歌だそうですね。ジタバタしないで、やるべきことをやったら後は運を天にまかせろという意味でしたか。

「身を捨ててこそ浮かぶ瀬もあれ」。この、身を捨てられるかどうかです。自分から身を捨てないから、身に捨てられてしまうんですね。私も、この心境に早く到達したいと思っていますよ。

患者さん　そうですね、早くしないと、捨てたいときに捨てる身がこの世にないってことになってしまいますからね。「癌」なんか、どうでもいい、なるならなれですね。

うーん。どうでしょう。なるならなれと言っている間は「癌」を忘れていない、「癌」に囚われている状態ではないでしょうか？

患者さん　え？

「なるならなれ」ということも心に浮かばないのがいいのではないでしょうか。それが本当のプラス思考でしょうね。

患者さん　なるほど、そりゃそうですね。そういえば、柳生流の歌にこういうのがありましたね。
「武士《もののふ》の心のうちに死の一つ　忘れざりせば不覚あらじな」

死ぬことなんて忘れていれば、不覚をとらないというやつですね。昔の武士とはたいしたものです。

病名告知

患者さん　ところで先生、「癌」の場合、病名の告知というのが相変わらず微妙な問題だと思うんですけど、そこらへんは先生はどうなんでしょう？

これは難しい問題ですが、考えておく必要があります。

検診に行きました、そこで胃癌が見つかりました。そのときあなたは、「癌ですよ」と真実を聞きたいですか？　それとも黙っていて欲しいですか？

患者さん　うーん。実はあまり考えたことがないんですよ。

実際、考えていない人が多いんですよ。でも、そういうとき医者は悩むのです。少なくとも私はすごく悩みます。告げるべきか、黙っておくか。

患者さん　そうですか、お医者さんも悩むんですね。

私も以前は、本人ではなく、そっと家族を呼んで告げていました。家族に判断を任せたのです。

家族が本人には黙っていて欲しいといえば、黙っていました。家族が告げてくださいといえば、告げていました。胃癌ならば、「胃潰瘍の大きいのがありますから、出血するといけないので手術しましょう」などといっていました。それで患者さんも納得していました。ほとんど病名を告げませんでした。しかし、今は病名を告げる時代に変わってきました。「真実の医療」なんて言葉が流行り出しましてね。

ただね、私は、それはとっても間違っていると思うのですよ。

患者さん　本当のことをいうのが間違っている？

今は真実をいうのが正しいという時代です。でも、真実を聞きたくない人もいるのです。患者さんも家族も医師も、さまざまな考え方があります。「癌」だと告げられたくない人もいるんです。

患者さん　どっちかというと私も聞きたくないほうかな。できることなら、死ぬまで騙して欲しいくらいですね。

少なくとも、全ての人が真実を聞きたいわけではありません。ところが、最近は全ての人が聞きたがっている、また告げるべきだという風潮があります。それはちょっと違うと思うんですね。聞きたくない人もいるということを考えて欲しいのです。死ぬまで騙して欲しいという人もいるのです。私は、死ぬまで騙して欲しいという人は、上手に騙してあげたいと思っています。

患者さん　そうしていただけると嬉しいですね。死ぬまでのんきでいられますからね（笑）。でも実際は、末期になると自分でもわかっちゃうんでしょうね。

たいていわかると思いますよ。自分の身体のことですから。でも、わかるのは最期の最期でいいという考え方もありますよ。それまで余計な心配もせず、心穏やかにいられますから。

患者は真実を知るべきだ、という態度で患者に迫る医師もいます。ただ、自分が「癌」だと知りたくない人にまで、無理矢理「自分は癌だと気づけ」というのもおかしいと思っています。

以前、こんな医師がいましたよ。自分は告知率１００％だと自慢げにいうのです。「癌」の患者さんには全員、あなたは「癌」ですよと告げているというのです。その医師の考え方なのでしょうが、自慢することではないと思いますよ。

中には、他の医師がなかなか「癌」だといえなかった患者さんに、「とうとう今日告知しましたよ」って得意そうに喋っていた医師がいましたね。患者さんの気持ちを少しは考えて欲しいものです。告知することが「真実の医療」だと思いこんでいるのでしょうけれども。

患者さん　まあ、知りたいという人も多いんでしょうからね。でも、やっぱり私なんかは聞きたくもないし、嘘も方便っていうこともあると思うんですけどね。

医師にとって、嘘をつくのは難しいことです。そして、その嘘を続けるのには、またまた大変な労力、エネルギーを使いますね。それと、医師にとっては、患者さんが癌を受け入れてくれるということは、すごく楽なことなんですよ。

患者さん　どうしてですか？

癌だと理解してくれたら、どんどん癌の治療、検査が進められますからね。癌だと知らせずに、癌の治療をするのは結構大変なんです。

患者さん　なーるほど、だから「あなたは癌だと知りなさい」というわけですか。納得です。

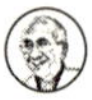

私は以前から、初めての患者さんには、もし「癌」が見つかったならばあなたはそれを知りたいですか？　どうですか？　と聞いています。最初から聞いておくと、「癌」が見

つかったとき、お互い楽ですから。「癌」の人には「癌」ですよといえますからね。聞きたくないという人には、では誰に告げたらいいですか？　とも聞きます。子供にお願いしますとか、夫（妻）にお願いしますとか、いろいろありますね。

患者さん　聞きたくないという人はどれくらいいるものなんでしょう？

だいたい2割ですね。8割の人は聞きたいといいます。20年ほど前は聞きたくないという人が5割ほどいましたよ。時代ですね。

患者さん　そうですか、今でも2割いますか。ちょっと安心しました（笑）

私は、このことをみんなカルテに記録してあります。だから「癌」が見つかったときに、知りたいという人には「癌」ですといいますし、聞きたくないという人には、そっと家族に知らせますね。最初にカルテに記載しておくことで、私自身、随分気が楽になりました。

患者さん　そういえば、先生のところに初めて来たとき、私も同じことを聞かれましたね。

そうです。これがあなたのカルテです。ほらここに書いてあるでしょう。

「15・3癌告知　×　→家族へ」

2015年の3月に聞いたら、あなたは「告知はして欲しくない。知りたくない。家族に告げて欲しい」と答えたわけですね。

患者さん　そうしてもらうと、いざというときに病名告知で悩むことはありませんよね。

そうです。最初に患者さんの意志を聞いておくことは大事だと思います。そうすれば、病名の告知なんて大した問題ではないのですよ。検査してから患者さんの意思を聞こうとするからややこしくなるのであって、初めから聞いておけば、たいして難しい問題でもないのです。

だから、患者さんも、医師に聞かれなかったら、「病名はきちんと教えてください」とか「私にはいわないで家族に告げて下さい」「家族にも、私にもいわないで下さい」ときちんと意思を伝えておいたほうがいいですよ。

患者さん　私なんかからすれば、知らせたくない人はいますかというのも聞いて欲しいですね。家族全員に知らせてまずいこともあるし。○○さんには絶対にいわないで欲しいし……。

私はそういったことも聞くようにしていますよ。「誰々さんにはいわない」と書いてあるカルテもあります。

患者さん　「なるほど、それと、私のカルテにあるこの「15・3癌告知　×　↓家族へ」の後の「ope ○」というのは何ですか？」

「ope ○」は手術するという印です。オペですね。○は、了解という意味です。

患者さん　最初に聞かれたときに、私は手術をすると答えたのかな。でも、今日の話を聴いてしまったからには、ope ×になおしてもらえますか？

いいですよ。「15・11　ope ×」。これで、あなたは手術を受けたくない、ということになります。

どこで死ぬか

他に患者さんに聞くことは、家で死にたいですか？　病院ですか？　などもあります。

患者さん　末期医療というものですね。体中に管をつながれてでも生きようとするのか、それとも痛み止めだけでいいとするのか、これも決めておいたほうがよさそうですね。

決めておいてください。胃婁を作ってでも生きようというのか、喉に穴を開ける気管切開までして空気を吸おうというのか、いざとなると案外悩むので、あらかじめ考えておいたほうがいいですよ。

若いときならいざしらず、高齢になったら、高齢者なりの死に方がありますからね。ましてや本当の「癌」であればなおさらです。

患者さん　では、私のカルテに、胃婁はいらない、気管切開もいらない、痛み止めだけって書いておいてもらえますか。

 わかりました、書き加えておきましょう。ついでに検診はしないと書いておきましょうか？（笑）

患者さん　もちろん、いいですよ。検診に意味のないことは十分わかりました。「癌」探しの検診はしないと書いておいてください（笑）。

第3章　プラス志向で癌予防

なぜ、「癌」ができるのか

患者さん　すごく初歩的な疑問なんですけれども、なぜ「癌」なんてものができるんでしょう？　わざわざできなくてもいいもののように思うんですけれども。

それはそうです。できなくたっていいものですよ。しかし、できてしまうのです。最初のほうでいいましたが、身体にある60兆個の細胞、この細胞は日夜入れ替わっています。癌細胞は死にませんけれど、身体の細胞は普通の細胞ですから死にます。死ぬので、新しい細胞を作って古い細胞と入れ替わるのですが、新しい細胞を作るときに、作り損なうことがあります。この作り損ないが癌細胞だとされています。１日に1万個ほどの癌細胞が生まれるそうです。

患者さん　毎日1万個の「癌」ができているということは、みんな癌患者みたいなものですよね。

ある意味ではみんなが癌患者といっても過言ではありません。でも大丈夫。ほとんどは体の中で処理されてしまうのです。白血球の中の、リンパ球の中の、ナチュラルキラー細胞（ＮＫ細胞）などが中心になって、癌細胞を壊すのです。しかし、何らかの理由で処理されなかった細胞が生き残ってしまい、「癌」になるのです。

患者さん　じゃあ、ならないようにするにはどうしたらいいでしょうか。癌センターが発表している癌予防の12箇条を守ることですか？

「癌」は予防できるか

国立がんセンターが以前発表した、がんを防ぐための12か条というものがあります。参考のために、ここに挙げてみましょう。

①バランスのとれた栄養
②毎日、変化のある食生活
③食べ過ぎず、脂肪は控えめに
④酒はほどほどに
⑤タバコはだめ
⑥食べ物から適量のビタミンと繊維質のものをとる
⑦塩辛いものは少なめに。あまり熱いものは冷ましてから
⑧焦げたものは避ける
⑨カビの生えた食べ物は食べない
⑩日光に過度にあたらない
⑪適度にスポーツをする
⑫体を清潔にする

それぞれ意味のあることなのでしょうが、科学的な裏付けがあるものとなると、この中では禁煙だけといわれています。

患者さん　ええ、そうなんですか？　科学的な裏付けがあると思うから、カビの生えたものなどは避けてきたんですけれども……。

今もこの12か条を覚えている人が多くて、カビや焦げを気にする人が多いですね。この後、２０１１年には「がんを防ぐための新12か条」というものが発表されています。これも挙げてみましょう。

①たばこは吸わない
②他人のたばこの煙をできるだけ避ける
③お酒はほどほどに
④バランスのとれた食生活を
⑤塩辛い食品は控えめに
⑥野菜や果物は不足にならないように
⑦適度に運動
⑧適切な体重維持
⑨ウイルスや細菌の感染予防と治療

⑩定期的ながん検診を
⑪身体の異常に気がついたら、すぐに受診を
⑫正しいがん情報でがんを知ることから

カビや焦げに関する記述はなくなっています。科学は進歩するものですからね。国立がんセンターが発表したからといって、イコール真実というわけではないのです。その代わり、「定期的ながん検診」を煽るようになりました。それと、「正しい情報でがんを知る」という曖昧な記述が入っています。お役人的発想の文章になっています。こうなるともう、科学的ですらないように思いますね。

アメリカにも癌予防15か条というのがあります。米国癌予防研究財団というところが発表しています。参考に、こちらも挙げてみましょう。

①食事　主に植物性
②体重　ＢＭＩ　18・５〜25。肥りすぎない
③運動をすること
④野菜と果物をとりましょう。いろいろな種類を一日に４００〜８００g

⑤その他の植物性食品も積極的にとりましょう。穀物、豆。根菜、600〜800g
⑥アルコールは勧められない
⑦肉は1日80g以下。魚肉、鶏肉のほうがよい
⑧脂肪　植物性の方がよい
⑨食塩　6g以下
⑩貯蔵　カビはだめ
⑪保存　腐ったものはダメ。冷蔵庫を活用しよう
⑫添加物、残留物に注意しよう。適切な規制下ではOK
⑬料理　焦げたものは食べない
⑭栄養補助食品。いらない。効果は科学的に証明できない
⑮禁煙

だいたい同じですが、アメリカでは肥満が入っている点が面白いですね。これも科学的であるかのように思われていますが、本当の意味では科学的根拠はないでしょう。

患者さん　アメリカのものもだめですか？

ダメという言い方は少し違います。ただ、たとえばカビはよくない、焦げはよくないとありますが、科学的とはまだいえません。また、「癌」はストレスが大いに関係しているといわれている時代ですが、ここには心のことはひとつも出ていません。

心と「癌」の関係

患者さん　「癌」にも心が関係しているのですか？

大いに関係しています。タバコはもちろん、添加物だとか、肉よりも魚がいいだとか、これらは「外」に原因を求めています。でも、「癌」は外からだけの原因ではなく、ストレスが原因のひとつといわれるようになってきています。ひとつというよりも、それが大きな原因ではないかといわれるようになってきています。

ストレスというのは心です。これまでは外からの何か、つまり外因があって「癌」が発生すると考えられていましたが、そうではなく、内側からの原因、内因をもっと考えることも必要になってくると思いますよ。

患者さん つまり、ストレスが「癌」を生むということですか？

そうです。こげやカビが「癌」を作るのではなく、心の持ち方が作るというわけです。怒ったり、悲しんだり、いらいらしたり、不安になったりする心が「癌」を作っているのではないかということです。怒ったり、悲しんだり、心配したりというのは、実在意識の世界です。今の心の状態です。

患者さん 実在意識というのは？

今、思ったり、喋ったりしている心があります、これを実在意識といいます。一方、怒ったり悲しんだりの心の状態はどこから来るのかというと、それは心の奥深くにある、潜在意識というものです。心の底に潜んでいる心です。

自分ではなかなかわからない部分ですが、今の自分の考えの元、材料を貯めてあるところだと思ってください。ここに、今の心、実在意識を作る、意識の元となる材料が沢山あるのです。ここがマイナス思考で一杯だと、考えること、口に出てくる言葉もマイナス思考になってしまうのです。

患者さん　つまり、今の私の心の状態を作っている元は潜在意識にあるわけですか？

そうです。潜在意識の中には、たいていの場合、マイナス思考の元がたくさんあります。もしかするとその潜在意識は2歳とか3歳とか、そういうごくごく小さい頃に形作られたものかもしれません。

患者さん　そうすると、今の自分の心の思い方が悪いからいけないんだ、というだけではないわけですね。

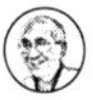
そうです。「三つ子の魂百までも」という諺があるように、小さい頃に受けた虐待とか、寂しさが、本人は知らないのに潜在意識の仲に渦巻いているかもしれません。小学生の頃

の、いやな想い出が潜在意識の中に潜んでいるかもしれません。考えたってわからないことが深く深く心に刻まれているかもしれません。それが、しらないうちに大きなストレスになっていることもあるかもしれません。

患者さん　それを聞いてちょっと安心しました。もちろん、今の自分の心がきれいで、プラス思考だけだとは思いませんが、マイナス思考が「癌」を生むかもしれないと聞くと、今の自分の思い方が悪いから「癌」になったんだと責められているような気がしますから。自分のマイナス思考が「癌」を作ったんだなんて言われたら、自分を悔やむし、責めますからね。それが知らない間の、遠い昔の、トラウマのようなものも関係しているのだと聞くと多少ホッとしますね。

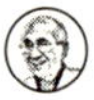
マイナス思考が「癌」を生むという言い方の中には、それはマイナス思考をしたあなたの責任ですよという意味にもとれて、「癌」になった人を責めているように聞こえてしまいますからね。そうでなくても「癌」で悩んでいる人に、「あなたの性格が悪いんだ！」なんていったら身もふたもありません。

そうではなくて、小さい頃の、生きるのに必要な処世術のようなものもストレスになっていますよという考え方なのです。たとえば、親から怒られないように、いい子でいるために怒りを我慢していたかもしれません。それは生きるための方便で、しょうがないことだったんです。でも、その怒りを抑えるという気持が、潜在意識の中に深く、長い間あったとすれば、それがマイナス思考を生み、「癌」の発生に繋がる。そういう考え方はできるかと思いますよ。

患者さん　元を辿れば、過去の潜在意識のマイナス思考が「癌」を生んだかもしれないということですね。

そうです。そう考えないと、子どもの癌などは説明がつかないのです。小児癌だけでなく、若い人の「癌」も説明できなくなります。

いずれにしても、心のマイナス思考が「癌」を生む原因のひとつであると考えられます。逆にいえば、マイナス思考が「癌」を生んだのだから、プラス思考をすれば「癌」の予防にもなるし、治療にもなるということにもなります。

プラス思考の最高の形態は「笑い」です。ですから、私は笑うことをお勧めしています。それを裏付けるのは、笑うと癌細胞を殺すＮＫ細胞が増えることがあります。笑えばＮＫ

細胞が増えるということは、逆に、怒ったり、悲しんだり、いらいらしたり、不安になったりするとＮＫ細胞が減るということです。ＮＫ細胞が減れば癌細胞は攻撃されなくなり、どんどん増えていきます。

患者さん　つまり「癌」の予防には笑うのが一番ということですか？

「癌」が怖いと思うなら、なにを食べようとか、食べちゃいけないとか考える前に、もちろんそれも大切ですけれども、まずは笑いなさいということです。プラス思考を身につけるということですね。

プラス思考——笑いが最高の予防

患者さん　でも、どうしたらいつでもプラス思考ができるようになるんでしょうか？

プラス思考を作るには、まず言葉に注意することですね。自分が口から出す言葉ひとつひとつでマイナス思考をしないことです。「痛い」「苦しい」「まいった」「もうだめ」こういった言葉を使わないようにすることです。

それと、ああしておけばよかったこうしておけばよかったなど、過去をいちいち悔やむのもマイナス思考ですね。後悔をしないこともプラス思考に繋がります。

後悔の反対は取り越し苦労です。ああなったらどうしよう、こうなったらどうしようとまだ来ない先のことを思ってくよくよするのもマイナス思考ですね。

過去は来たらず、未来知られず、でいきましょう。

ただし、言うは易く行うは難しです。努めてプラス思考の練習をするしかありません。日頃から暑いの寒いのいわないだけでもずいぶん違いますよ。

患者さん

暑い寒いぐらいいってもいいんじゃないでしょうか……。

ダメということではありませんよ。暑いとか寒いとかいうのは皮膚の感覚ですから。ただし、言い方を少し変えてみてはどうでしょう。「うー寒い寒い」と下を向いて縮こまっ

ていう言い方がよくないのです。どうせ寒いというなら上を向いて元気に、「ああ！　今日も寒いねえ！　あんまり寒くて気持がいいねえ！」ぐらいのつもりでいうなら、「寒い」という言葉を口に出してもいいでしょう。身体を縮こまらせていうぐらいなら、寒いという言葉を口に出さないほうがいい。馬鹿馬鹿しいと思われるかもしれませんが、これだけでも随分プラス思考になりますよ。

患者さん　寒いという言い方にもいろいろあるんですね。よし！　今日から、「寒い」はいわないことにしよう。「寒くて気持がいいですね、身が引き締まりますね」ということにしよう。

「寒い」ではなく、「気温が低いですね」というのもありです。感情を入れずに、客観的に同じことを表していますから。「暑い」も同じです。「ああ暑い暑い」と、嫌そうにいうのはマイナス思考ですよ。暑いの寒いのというのは、気温、気候に不平不満をいっていることですからね。気温気候に負けていることですからね。「暑い暑い」と言わずに「今日は気温高いねえ！　気持ちねえ！」ぐらいのつもりで言ってみることです。

たとえば、あなたがたいへん将棋が好きだったとして、自分が負けたとき、なんていいますか？

患者さん　まあ、自分が負けたら、「ああ負けた」っていうんじゃないでしょうか。

自分が負けたってことは、相手が勝ったってことですよね。「負ける」というマイナスの言葉を使わずに「勝つ」というプラスの言葉を使いましょうよ。「おやあ、君が勝ったね。強いね」とかなんとか。自分が負けたことは確かですが、「勝つ」というプラスの言葉を口にするのです。

患者さん　なるほどねえ……できるかどうかわかりませんけど、やってみようかな。

そして笑いです。1日100笑いを目指しましょう。私は以前『笑いと健康』（本の泉社）という本を出しましたが、笑えば「癌」も予防できる、治療にもいいと書きました。

それに科学的根拠があるのかと突っ込まれますが、どんな抗がん剤よりいいですよ。なんといっても副作用がありません。しかも即効性ですからね。1回笑うと「癌」細胞が100個減るというのですから、こんないい薬はありませんよ。

患者さん　笑うのはこっちの勝手だし、お金もかかりませんしね。

お金がかからないのはいいことですね。抗がん剤は高価ですから。高くても効けばいいのですが、効かないのに高い。そして副作用がすごいですからね。副作用なんて生やさしいものではありません。薬害といってもいいと思います。

患者さん　まさに今、私の身体の中で育っているかもしれない癌細胞にも効くんですよね。これからは笑うことにします。これが本当の「破顔一笑」ならぬ「破癌一笑」ですね。

お上手ですね（笑）。

食事はどうすればいいか

患者さん　先生、食事はどうなんでしょうか？　食べるものも「癌」の予防、治療に関係あるんでしょう？

食事も重要です。しかし、残念ながらこれを食べたら「癌」が予防できる、「癌」が治るというものはありません。ありませんというと問題になるかな。こう言い替えましょう。科学的根拠をもって、こういう食事がいいですよ、といえるものは、今のところありません。こちらの言い方のほうが正解でしょうね。

患者さん　科学的にこうだと言い切れるものはない、ということですね。でも、先生ならどういう食事が「癌」にいいと思いますか？

科学的根拠をはずれて私見としていうなら、植物性ですね。もし自分が「癌」になった

ら、一切の動物性食品を外して完全に植物性でいきますね。

患者さん ベジタリアンですね。

菜食主義ですね。いや、菜食主義というより、果物主義といったほうがいいですね。これは私の師である中村天風の教えです。もちろん科学的根拠とは別ですが。

患者さん 玄米はやっぱりいいと聞きますけれども？

私は今でも玄米です。玄米は完全食品だと思っています。これも科学ではありませんけれども。

患者さん でも、玄米って食べにくくないですか？

いえいえそんなことはありません。玄米はおいしいですよ。食べ慣れると白米よりずっとおいしいですね。お米そのものの味がありますから。玄米を食べ慣れると、外食して白米が出てくるとなんだか「かす」を食べているみたいに思うときがありますよ。
今は簡単に炊けますしね。炊飯器にはたいてい「玄米」というスイッチがついていますから。昔のように圧力釜がいらないのですから簡単ですよ。けっして科学的ではありませんが、「癌」の予防に玄米はお勧めしますよ。
まったく余談ですが、日本中が玄米を食べるようになって、菜食主義になると、日本の食糧事情はいっぺんによくなりますね。玄米は完全食品だから、他にいろんなものを食べなくていいのです。玄米と味噌汁で十分です。肉食は穀物生産の数百倍の土地を必要としますからね。みんなが肉を食べなければ、世界の食糧問題は一挙に解決ですよ。

患者さん　「癌」と同じで要は商業主義ってことでしょう？　世界は肉食人種を作りたいんですよ。そのほうが儲かるんでしょうから。

なんだかいきなり鋭くなってきましたね。私もそう思いますよ。

患者さん　食べ物については他になにかありますか？

もちろん、好きならば肉でもなんでも食べてもいいのです。でも、食べなくてもいいと思いますよ。食べなくても生きていけるのです。野菜を食べて、果物を食べて、玄米を食べて、納豆とかお豆腐とか、それで十分ですよ。そして甘い物をなるべく少なくすることですかね。

甘い物は身体に糖化という変化を引き起こします。この糖化が身体に悪さをします。現代の疾病のほとんどはこの糖化から起こるといっても過言ではないくらいです。甘い物は極力避けることです。白砂糖の入ったものばかりではありません。黒砂糖も蜂蜜も同じです。スイーツ全般、お菓子全般です。そして炭水化物全般です。炭水化物（お米、小麦、芋等々）は身体に取り込まれると砂糖に変わるからです。

患者さん

添加物はどうなんでしょう？

たとえば、工場で作られる食品はできるだけ避けたほうがいいでしょうね。癌細胞に取りこまれるであろう毒物のほとんどは化学薬品です。これはほとんどの食品に入っていますから避けようがないのですが、少なくすることはできます。コンビニやファーストフード店のもの、スーパーで売られている加工食品、こういうものを極力避けることですね。

現代では、口に入れるものほとんどが汚染されているといっても過言ではありません。そういう意識をもって、食べるものを選ぶことが大切です。

そして、食べ方も大切です。よく噛んでゆっくりと。食べ物に感謝しておいしくいただく。腹八分目。食べ過ぎはダメです。小食が身体にいいというのは、これはほとんど科学です。

患者さん　塩はどうですか？　塩分の摂りすぎもよくないんですよね。

うーん、天然のいい塩を選んで少量……ですかね。要は、なんでも摂りすぎが悪いのです。塩だけが悪いということではないと思います。日本人は塩を世界一摂る。日本人は世界一長命だ。これを言い直すと、日本人は塩を沢山摂るから世界一長命だということにもなりますから。

患者さん　食事とは関係ありませんが、最近は「癌」に効く漢方薬なんていう話も聞きました。

漢方薬は、それで「癌」が治るとはいえませんが、西洋薬よりはいいと思いますね。私

はむしろ、西洋薬の使いすぎが「癌」を発生させているのではないかと疑っています。なるべく、西洋薬は飲まないことですよ。

患者さん　抗生物質もそうですか？

現代人は気軽に抗生物質を飲み過ぎます。これは医者も悪いんですが、気軽に抗生物質を出しすぎます。他にも、痛み止めとか、血圧の薬とか、コレステロールの薬とか、糖尿病の薬だとか。とにかく薬を出します。患者さんのほうも薬を求めすぎます。これらが「癌」の発生の元だとはいえませんが、逆にこれが原因でないといい切ることもできません。

患者さん　針や灸はどうですか？

針や灸などは免疫力を高める効果があるようです。「癌」の予防にも、「癌」になってからでも、免疫を上げる鍼や灸は「癌」にはいい療法だと思います。

患者さん　他にもいろんな代替療法がありますよね。

たくさんありますね。正直なところ、私の立場ではわかりませんとしかいいようがありません。現代の科学で説明できないからいけない、無駄だ、ともいえません。しかし健康食品と同様、儲け主義の悪いものもあることは事実です。「癌」におびえる患者さんを待ち構えているのは医師や薬屋さんだけではありませんからね。

がん検診をやめれば三方一両得

患者さん　でも、どうしてお医者さんはやたらと検診や手術を勧めるんでしょうね?

医師にとって「癌」というのは極めて厄介な存在です。発見が遅れると、「なぜもっと早く発見しなかったのだ」と患者さんや家族から訴えら

れます。発見を見落としたらまた同じように「医療ミスだ」と訴えられます。これは医師にとって大変苦痛なことです。だから、過剰な診療をするのです。

たとえば、胸の写真なら正面から1枚撮ればいいものを横からも撮ってみたり、CTを使ったり、あの手この手で防御策をとるのです。やれる限りのことはやっていますよ、ということです。

これは、患者さんにとっては余計な医療被曝を招くし、お金もかかるし、大変不利なことです。患者さんだけではなく、国や企業の保険財政も圧迫させます。余計な保険負担が生じるからです。

「癌」というものは検診に向かない、早く発見しても遅く発見しても同じだという考え方に立てば、お医者さんはむしろ楽になるでしょうね。遅く発見しても、「癌」を見逃しても、訴えられないのですから。「どっちみちやることはないのだからしようがないですね」で終わりますね。

患者さん なるほど。訴えられると思うからいつもピリピリしているわけですか。

「癌」は末期に発見するのが最良という考え方が拡がると医師は楽ですよ。ただし、そ

れだと収入が減ります。だから、訴えられるかもしれないという気苦労よりも、収入が多いほうを選ぶというわけですよ。

患者さん 保険財政も楽になるというのはどういうことなんでしょう？

それは楽ですよ。早期発見のための検診などのお金もかかりませんし、むだな治療費に保険財政を食い散らかされるということはないのですからね。「癌」の治療というのは高いですからね。手術の費用、薬の費用などなど、とてもお金がかかります。なのに、早期発見したほうが保険財政にもいいかのように世論を誘導しています。

早期発見したら、どうなるか？　まず、お金がかかります。手術、抗がん剤、そしてその後何年にも渡って毎年毎年、ひどいところになると半年毎に再発のチェックのための検査、検診をします。

手術そのものが無駄なのに、その後何年も、再発したらどうしようと思う患者さんの感情を逆手にとって、半年に1回検査しなさい、1年に1回検査しなさいと誘導するわけです。

極論ですが、ここまでくると良心というよりも儲けですね。死ぬ間際で発見したほうがはるかに保険財政にはいいわけですから。

患者さん　お医者さんにとっても、患者にとっても、保険財政にとってもいいということですね。

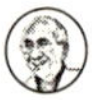

そうです。極端な言い方に聞こえるかもしれませんが、「癌」はギリギリまで発見しないほうがいいのです。それで三方一両得です。

患者さんも、医師も、もちろん国も、ここをなぜ理解しないのかなと思います。これがわかると、みんなが丸く収まるんですよ。医師だけは収入の面で少々犠牲になるのですが、訴えられないかとビクビクしているよりずっといいはずです。

患者さん　どこかの政党か、議員さんか、役人の方が気づいてくれませんかね。

議員も役人も気づく、もちろん患者さんたちも気づく、そしてなによりも医師が気づく。こうなって欲しいですね。

やっぱり「癌」は検診に向かない。手術はいらない！　ですよ。早期発見はしない。早期発見早期治療なんてウソだ、ですよ。

私も早くガリレオの役割を降りたいですね。石ぶつけられるのは、結構たいへんですからね。

患者さん

あはは。笑っちゃいりませんね。でも、先生は命を張っているんですね。

命をはるなんて大袈裟なものではありませんがね。それでも石くらいはぶつけられていますよ。でも、先述の近藤誠先生なんかはもっと大変でしょうね。私は一介の診療所の医師ですが、近藤先生は大学という組織の中にいて歯に衣着せぬ発言を続けていますからね。大変だと思いますよ。偉いですよ。

患者さん

先生のいわれるように、「癌」の手術はしない、血圧の治療はしない、コレステロールの治療もいらない、尿酸も骨粗鬆症の薬もやめる。そうすれば日本の保険財政はとっても楽になるんでしょうね。

それだけではありません。医師不足だって一挙に解決しますよ。血圧やコレステロールもそうですが、無駄な医療に、多くの医師が無駄に使われています。癌医療もしかりです。

これらをやめると、医師不足は一挙に解決します。

医師不足だというのなら、こういうところを解決していけばいいと思うんですね。ただ医師を増やせといっても、すぐにできるものではないですよ。

血圧やコレステロールを気にして病院通いをする、薬を飲む。それどころか、鼻水が出たぐらいで医者にかかる。だから医者の数が足りなくなるんですよ。

プラス思考でいきましょう。鼻水なんか出てきたらかんでいればいいのです。医療機関に行くような病気ではないんですよ。本当に医療を必要としている人たちに、手厚く医療を施すべきです。

それを、がん検診だのなんだの、無駄な医療で保険財政を食い荒らすものだから、保健財政が赤字になるんです。医師も収入が減ることを怖れず、勇気をもって欲しいですね。

患者さんもそうですよ。これからは年金だって少なくなっていくのですから、家庭の医療費もばかになりませんよ。

患者さん 確かに。医療費のために行きたいところにも行けなくて、食べたいものも食べられなくなって、それで治るんならともかく。たしかに馬鹿馬鹿しいですね。

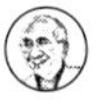
医療にも「癌」にも、プラス思考でいきましょう。「検診は受けたほうがいい、手術も抗がん剤もすべきだ！」。ほんとうにそうでしょうか？　自分の目で見て、自分の頭でよーく考えて、それは誰が言い出したことなのか？　なにか裏はないか？　考えて下さいね。

「癌」の痛み

患者さん
「癌」で怖いなと思うのは、やっぱり痛みなんですね。「癌」というものは、みんな痛むんですか？

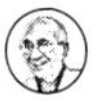
そんなことはありません。むしろ痛まないことのほうが多いのではないでしょうか。とくになにも治療しない人はほとんど痛みません。むしろ、手術とか抗がん剤をした人に痛みや苦しみがでてくることがあります。

患者さん　私も「癌」になっても治療しないことは覚悟しましたけど、痛みがあったら嫌だなと。

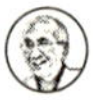
そうですね。痛みは辛いですね。ところが、医師は自分が痛まないからなのかどうか、痛みの治療にいい加減なことが多いのですよ。

患者さん　いい加減というのは？

痛がっている患者さんの身になって痛みをとろうとしない医者が多いのです。痛んでいるのだから、痛みを十分にとってあげるべきだと私は思います。

ところが、痛み止めを使ったら寿命が縮まるから、などと十分な痛み止めをおこなわないことが多いのです。その結果、患者さんは「痛い、痛い」を連発しながら死んでいくのです。気の毒だと思います。こういうことがあるので、「癌」は痛む、というイメージになっている部分はあると思います。

患者さん　痛み止めを使うと、寿命が短くなるんですか？

ならないですよ。これも、そう思い込んでいるだけです。

仮に寿命が短くなるとしたって、いいじゃないですか。どっちみち亡くなるんですから。少々命が短くなっても、痛みをとることのほうが大事なんじゃないかと私は思います。

患者さん　そうですね。痛み止めを使わなかったら5年も10年も寿命が延びるというのならともかく、1カ月や2カ月延びたって、痛みがないほうがいいですよ。

そのとおりだと思います。麻薬でもなんでもどんどん使えばいいのに、使わないんですよ。

私の患者さんで、子宮癌の方でしたが、最期まで「痛い痛い」の連発でしたね。病棟中に響き渡るほど叫んでいました。でも、担当の婦人科の先生は痛み止めを少量しか使わないんです。命に関わるからと。もちろん、程なくして亡くなりました。「癌」ですから。

手術して抗癌剤をして、痛みに耐えさせられて、結局、亡くなりました。せめて痛みだけでもとってあげたかったですね。後日、だんなさんから「医者ってこんなものなんですかねー」といわれました。辛かったですね。

患者さん

でも、全てのお医者さんがそうではないでしょう？　私の友人が癌だったのですが、担当のお医者さんは立派でしたよ。痛まないように、痛まないように最期を診てくれました。その点はありがたかったですね。

それが本当だと思います。だから、患者さんも痛いなら痛いと訴えて、痛みをとってくれ！　と叫んで欲しいぐらいです。痛みをとってくれなければ訴えるぞ？　ぐらいのつもりでいったほうがいいかもしれません。まあ、最近は医師も「癌」の痛みをだいぶ理解するようになってきましたけどね。

患者さん

いや、そんなことはないような気がしますよ。「癌」に限らないけれど、まだまだお医者さんは患者の痛みというのがわからないんじゃないかなと思うことがあります。私の知り合いのご老人で、90歳過ぎなんですけどね、腰が痛くてしょうがないっていうんです。そしたら医者は、痛み止めは身体に悪いから少量ずつやります、なんていうんです。本人が痛い痛いって叫んでいるんですから、寿命がどうのこうのいってる場合じゃないと思いましたよ。

今はいい薬がたくさんある時代ですからね。注射はもちろん、内服薬や座薬や、貼り薬など、様々な痛み止めがあります。十分量をきちんと使えば、痛みはかなりとれますよ。

手術後の管理は不要

もうひとつ気になることがあります。それは手術後の管理です。
手術後の管理や検査に沢山のお金と時間、それはつまり患者に気苦労をかけていることになりますが、そこが気になります。手術してから7年も8年も、時には15年もたっているというのに毎年、手術後の管理と称して、検査を繰り返していることです。

患者さん

え？　手術した後ですもの、しょうがないんじゃないんですか？
いや、そうか、当たり前のことのように思っていたけど、「癌」の手術後10年も15年も経って検査しても意味がないわけだから……。

そういうことです。病院としても、患者さんが来てくれればお金になりますからね。意味のあるなしは関係ないわけです。

患者さん　でも、手術後の検査と称して半年に1回とか1年に1回、必ずCTをやっているなんていう人、結構いますけれどもね。

手術後7年も8年も癌が出てこないなら、それは「がんもどき」だったのですよ。転移していなかったのです。転移もしていない「がんもどき」を見つけようとして必死にお金を使っていることになります。

そういう人に、あなたのは「癌」ではなかったのですよという話をすると、心からホッとした顔をしますね。

患者さん　そりゃそうでしょうね。再発したらどうしよう、再発したらどうしようと毎日不安なわけですからね。

そうだ、私の友人にこの話をしてあげようかな。その人はね、12年ぐらい前に大腸がんの手術をしたんですよ。最初の5年ぐらいは半年に1回、今でも年に1回は検査に行っているんですよ。ＣＴだのなんだの、結構お金もかかるらしいので。

それは、無駄なだけじゃないですね。むしろ「癌」を作りに行っているようなものですよ。

患者さん　え？　また新しい話が出てきた。どういうことですか？

当たり前のようにＣＴをとる病院も多いですが、ＣＴの被曝量はすごいですからね。胸のレントゲン写真一枚だって相当な被曝量だというのに、ＣＴは遥かに被曝量が多いですからね。あまり気軽に考えずに、患者さんもそこは意識しておいたほうがいいですよ。せっかく「がんもどき」だったのに、本物の「癌」を作りに行っているいるようなものですからね。

手術後の管理なんていらないのですよ。本当の「癌」ならどんなに検査しても出てくるし、出てきたら、どんなに検査していても助からないし、「がんもどき」なら放っておいても命に別状はないわけですから。

だから、手術後の検査なんかやめなさいというのですが、なかなかみなさん聞いてくれませんね。手術した医師に検査しなさいといわれたら、ほとんどそれに従ってしまいますからね。

患者さん　手術後の検査はいらない、そのお金があったらおいしいものを食べて、行きたいところに旅行でもしたほうがよっぽどいい。でも、お医者さんにはなかなかそれがいえないんでしょうね……。

最期を診てくれる病院探し・死亡診断書を書いてくれる医師探し

もうひとつ、大事なことがあります。それは、「癌」の最期を診てくれる病院を探しておくということです。

「癌」が見つかりました、手術はしません、抗がん剤もしませんと答えた場合、そこの病院ではたいてい、「それならもう来ないでくれ、後は知らないよ」というのが一般的です。

患者さん

聞いているとそうみたいですね。

残念ながら、それが現実です。本当なら、なにもしないというのも立派な治療法のひとつですから、医師もそれを受け入れるべきなんです。

なにもしないでおきますという患者さんに対し、「わかりました。自宅療養が困難になったらいつでも診ますからね。苦しいのや痛みは辛いですからね」と答えるべきなのです。

それが医師の道ではないかと思うのですが、現実はそうではないのです。現実は「もう来るな！」です。良心的だと思われている病院でもそうです。だから、最期に診てくれる病院を是非探しておいてください。

「癌」と告げられても、すぐに死ぬわけではありません。時間的には余裕があります。じっくり地域の病院を回って、自宅にいるのが苦しくなったら、苦しみや痛みだけとってくれる病院を探しておいてください。

患者さん　やっぱりそこが気になるんですけど、「癌」っていうのは最期はやっぱり相当苦しいものですか？

ほとんどの場合苦しいことはありません。私の診療所のように、在宅で看取る場合もたくさんありますよ。むしろ苦しいことのほうが少ないと思います。でも肺癌のように、時には苦しいことがあります。呼吸が苦しくなってきたら、なかなか在宅で様子をみるのは困難ですからね。そうなったらやっぱり病院でしょうね。

私のところの患者さんではないのですが、乳癌を6年ほど自宅で診ていた患者さんがいます。最期になって歩けなくなり、食事の支度もできなくなってしまいました。この方は、最期を診てくれる病院を探しておかなかったので、苦労した例がありました。

そうならないように、余裕をもって、最期を診てくれる病院を探しておいてくださいというのです。

患者さん　でも、最初に「癌」を見つけてくれた病院が最期もきちんと診てくれるのがいちばんいいと思うんですけどね。

本来はそうあるべきです。そこの先生とじっくりお話しして、わかっていただくのが一番ですから、熱意をもって話してみるのがいいと思います。

もうひとつ、死亡診断書を書いて貰うための医師を見つけておくのも必要です。人間、死んだら死亡診断書が絶対に必要になります。診断書がないと火葬できませんから。診断書を最期に書いてもらうための医師を探しておいてください。

入院したら、そこの医師が書いてくれますが、自宅で亡くなった場合、死亡診断書を書いてもらうのが少々面倒になります。

患者さん　面倒というとどのような？

医師は自分が診ている患者さんならば死亡診断書を気楽に書きますが、診ていない人の診断書はなかなか書こうとしません。本来は書いていいのですが。

患者さん　それは困りますよね。どうやったら見つけられるんですか？

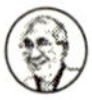
まず、近所の先生に普段から相談しておいて下さい。「癌」なんだけれども、私は病院では死にたくありません。在宅で死にたいと思いますので、その場合、死亡診断書を書いて下さいとお願いしておくのです。

患者さん　うーん…でも、なかなか難しいような気もしますけど、どうなんでしょう。

確かに難しいかもしれませんね。いくつかの病院に相談しておくのも手です。でも最終的には、亡くなってだれも主治医がいなかったら、警察に連絡して、死体検案をしてもらえば診断書は手に入ります。

検診はしない、「癌」の早期発見はしないということは、現状ではそういうことです。でも、「癌」を覚悟したのですから、それくらいはたいしたことないですよ。

患者さん　そりゃそうですよね。だれが診断書を書くか、そんなことはどうでもいいことですもんね。

周りのものが多少面倒かもしれないけど、長いこと医者にかかっているほうが逆に迷惑ってこともありますしね。

診断書がないからって、あの世から追い返された人は誰もいませんからね。ただ、少々の覚悟と信念が必要ですね。

「癌」はいきなりは死にません。少なくとも死ぬ2、3カ月前にはわかりますから、その時点で医院を訪れておいて、「よろしくお願いします」と挨拶しておくといいでしょう。

そしていよいよだめだとなると、これは正直わかりますから、だいたい2週間前に一度診ておいてもらえば、診断書は書けますので。

患者さん　そうします。検診をしないで死ぬ間際に「癌」が見つかるのを理想としているのですから、そうするのが最良ですね。私も肚が決まりましたよ。

そこまでの覚悟ができればたいしたものです。

死亡診断書を書いてもらうために、死ぬ前に医師に診てもらうわけですが、点滴はどうします？　酸素はしますか？

患者さん　いえいえ、点滴もいらないし、酸素もいりませんよ。ましてや胃婁だとか中心静脈栄養とかもいりません。

それなら、それもきちんと医師にも家族にも伝えておいてくださいね。

おわりに

現代の医学からみた「癌」の考え方、おわかりいただけましたでしょうか。

早期発見早期治療はまったく意味がなく、手術すればなんとかなる、新しい抗がん剤を使用すればもう鬼に金棒と思っていたのに、どうすればよいのだと途方にくれてしまった人もおられるかもしれません。

そうです、現代医療にしがみついている限り、「癌」は不治の病です。

「癌」になれば必ず死にます。

普通の人が、あれこれなにをやっても死ぬものです。

それは、治った「癌」患者さんを1人もみたことがないからです。

本当に1人もみたことがありません。

40数年間医者をしていますが、1人もみたことがありません。

本当の「癌」患者さんは、みなさん全員、亡くなっております。
現代の医学でなにをやっても亡くなっています。
早期発見も早期治療も、手術も抗がん剤も、みんな無駄だったのです。
こういう考え方による医学を進めたほうが儲かる人がいるので、大学でも癌センターでも、あるいは街の医師たちも実施しているのです。

癌産業という言葉があります。年間16兆円ともいわれています。早期発見して早期に手術をし、早期から抗癌剤を使わせる、一生涯使わせる、そうすると儲かる人たちがいるのです。そういう人たちの餌食にならないようにしましょう。

「癌」とは、闘う相手ではないのです。現代の医学を武器にして闘ったって勝てる相手ではないのです。

それには「癌」の考え方を変える必要があるのです。

「癌」は命を奪う怖いものではない。

「癌」は命を守るゴミ箱的存在なのだという考え方です。

「癌」を身体に作ってゴミを1カ所に集めてくれているのです。そして早くこのゴミを捨ててくれと叫んでいるのです。


ですから早期に「癌」を見つければ、しめた！　と思いましょう。

考え方を変えて、NK細胞に充分働いて貰う環境を作りましょう。

NK細胞が活発に働くとゴミはどんどんなくなります。どんどん体外に排出されます。それが「癌」の縮小であり、治癒です。

そのためには笑い笑い、そして笑いです。愉快に愉快に、飄々と、のんびりと、明るく朗らかに、いきいきと勇ましく、そして感謝、感謝、感謝です。

怒ったり怖れたり悲しんだりしてはいけません。不平不満愚痴なんてとんでもありません。過去を悔やんだり、まだ来ぬ未来を心配しないことが大事です。

今日一日を、正直親切愉快に、力と勇気と信念をもって突き進みましょう。

食事をはじめ、体内に入るものに十分注意して、ゴミ箱をもうそれ以上増やさないように、身体にゴミを持ち込まないようにしましょう。
そうすれば、ゴミはもう発生しません。ゴミ箱はきれいになります。
そして、ゴミ箱を片付けましょう。
それこそが、「癌」の治癒なのです。

私の師に中村天風という人がいます。
師は、人間は強いのだと説きました。
「癌」は怖くない、「癌」は治ると説きました。
しかし、現代医学を学んだ私には、長い間それが理解できませんでした。
それが、最近になってようやく、師の考え方がわかるようになってきました。
なるほど「癌」は治るわけだと思えるようになりました。
その結果がこの本です。
改めて師の先見の明、その偉大さに感動しています。

この本を再び世に出してくださったあっぷる出版の渡辺さん。そしてなにより、この本を読んでくださった読者のみなさま、本当にありがとうございました。

著者略歴

1969年北海道大学医学部卒業。内科医。中村天風研究家。浦和民主診療所所長、おおみや診療所所長を務め、2009年から関東医療クリニック院長。天風会講師、日本笑い学会講師、彩の国いきがい大学講師、シニア大楽講師を務め、各地で講演をおこなっている。

駒場東邦高校在学時に、中村天風の最晩年の弟子になりプラス思考を学ぶ。

高血圧は「症」のつく病ではないから血圧の薬はのんではいけない、コレステロールも薬をのむような「症」のつく病ではない、「癌」は手術するな、抗がん剤は使うな、など、少ない薬と安価な医療を心がけ、外来をこよなく愛す内科医であり、「笑いはすべての病気の予防、治療になる」、「笑う門には福来たる。プラス思考が大切」をモットーとしている。東京新聞、文藝春秋、週刊現代、週刊新潮、女性自身、壮快等でインタビュー記事多数。

著書

『高血圧はほっとくのが一番』（講談社）
『人生いきいき笑いは病を防ぐ特効薬』（芽ばえ社）
『飲み方をかえれば漢方は効く』（本の泉社）
『笑いと健康・君子医者に近寄らず』（本の泉社）
『健診病なんかに負けるな！』（日新報道）
『呆けない人の15の習慣』（本の泉社）
『血圧心配症ですよ！』（本の泉社）
『健診病にならないために』（日新報道）
『お金いらずのダイエット』（地涌社）

共著

『中村天風を学ぶ』（河出書房新社）
『高血圧を自力で治す本』（マキノ出版）
『健康不安と過剰医療の時代』（長崎出版）
『食品添加物の非科学』（芽ばえ社）　他

検診・手術・抗がん剤の前に読む「癌」の本

2015年11月20日　初版第1刷発行

著　者　松本光正
発行者　渡辺弘一郎
発行所　株式会社あっぷる出版社
〒101－0064 東京都千代田区猿楽町2－5－2
TEL 03－3294－3780　FAX 03－3294－3784
http://applepublishing.co.jp/
装　幀　DESIGNSTUDIO VOW・WOW　犬塚勝一
組　版　Katzen House　西田久美
印　刷　モリモト印刷